Stefan Dieser

Ich habe Rücken...

Stefan Dieser

Ich habe Rücken...

1000 Tage Schmerzen und kein Ende

Trainerverlag

Imprint

Cover image: www.ingimage.com

Publisher:
Der Trainerverlag
is a trademark of
International Book Market Service Ltd., member of OmniScriptum Publishing Group
17 Meldrum Street, Beau Bassin 71504, Mauritius
Printed at: see last page
ISBN: 978-620-0-76877-3

Inhalt:

Vorwort:

Der Titel „Ich habe Rücken..." hat seinen Ursprung in den vielen Patientengeschichten gefunden, die ich bei der Erstanamnese erzählt bekam. Der lange Weg zu mir, als Heilpraktiker und zur Naturheilkunde hat bei den aller meisten sogar noch deutlich länger gedauert.
Dieses Buch soll dazu dienen, die Augen für gesellschaftliche Entwicklungen und naturheilkundliche Therapiemöglichkeiten zu öffnen, Alternativen aufzuzeigen und gleichzeitig auch das Labyrinth des aktuellen Gesundheitssystems darstellen. Ich versuche, Fachbegriffe so oft wie möglich zu vermeiden, sicherlich ist das aber nicht immer möglich, man möge mir jetzt schon verzeihen. Die oft sehr umständlichen und lange andauernden symptombezogenen Behandlungen, ohne auf die Ursachen auch nur im weitesten Sinne überhaupt einzugehen haben mich veranlasst, meine gewonnenen Erkenntnisse nieder zuschreiben, um vielleicht einigen von ihnen die beschriebenen Irrwege zu ersparen. Im Speziellen geht es um die Problematik des Bewegungsapparates und Erkrankungen wie zum Beispiel des Bandscheibenvorfalls, der Vorwölbung, der sogenannten segmentellen Funktionsstörung im Kreuzbeinbereich und der Wirbelsäule, sowie die daraus meist folgenden Blockaden. Rückenschmerzen, die zu Migräne führen und Verspannungen, die trotz ständiger Massagetermine nicht besser werden. Durch die Tätigkeit als Trainer und Heilpraktiker in meinem eigenen Fitness - Club wurde ich täglich mit den Problemen eines nicht funktionierenden Bewegungsapparates konfrontiert. Als Heilpraktiker konnte ich in vielen Fällen Linderung verschaffen oder komplette Schmerzfreiheit erreichen. Die Methoden werden schon seit Jahrzehnten erfolgreich angewendet, finden aber keine Anerkennung durch unser Gesundheitssystem bzw. durch die Gesundheitskassen, früher durfte man ja noch Krankenkasse sagen. Teilweise kommt es soweit, dass manche Personen, die ebenfalls in diesen Bereichen des Gesundheitswesens als ausführendes Organ tätig sind, massiv gegen diese Behandlungsweisen vorgehen und auch glauben, dies wissenschaftlich belegt zu haben. Es ist aber meist ein generelles Problem der

Naturheilkunde, da hier der Patient immer als Einheit gesehen und nicht in eine Schublade gesteckt wird. Es werden Selbstheilungskräfte mobilisiert, die dann zu den sogenannten Spontanheilungen zählen, eine Kraft die jeder Mensch in sich hat, die aber manchmal einen Anschub benötigt, um in Gang zu kommen. Genau deshalb müssen sie als Patient solche Methoden, selbst wenn diese geholfen haben und günstiger sind als der herkömmliche Weg der Therapie, aus eigener Tasche bezahlen, es sein denn, sie haben eine entsprechende private Zusatzversicherung. Als Rettungssanitäter muss ich aber auch ganz deutlich machen, dass es Erkrankungen gibt, die auf den ersten Blick alternativ behandelt werden könnten, aber deren Ursachen in anderen Bereichen zu finden sind und eine schulmedizinische Abklärung und Behandlung unbedingt nötig machen.

Dieses Buch soll ihnen Denkansätze liefern und keine allgemein gültigen Behauptungen aufstellen. Wünschenswert wäre es, dass die Schulmedizin und die Naturheilkunde nur etwas näher zusammenrücken, und sich gemeinsam zum Wohle des Patienten ergänzen würden. Das wird aber vermutlich noch lange ein Traum bleiben, solange es in beiden Lagern Personen gibt, die glauben, das einzig gültige Wissen zu haben. Selbst wenn jemand eine Heilkunderichtung nur schwer versteht, so sollte er dennoch nicht mit Behauptungen arbeiten, die rein subjektiv von ihm empfunden werden, nur um sich selbst als seriösen, wissenden und rechtschaffend darzustellen. Erschwerend kommt hinzu, das dass aktuelles Gesundheitssystem sogar dazu veranlasst, eine Krankerhaltungsstrategie zu entwickeln, damit die Gesundheitskassen mehr Kranke versicherte Personen vorweisen können, um dafür mehr Geld aus dem Gesundheitsfond zu erhalten.
Aschaffenburg / 2020

Der Bewegungsapparat damals und heute.

Was bedeutet überhaupt „Bewegungsapparat"?

Der Bewegungsapparat – dieser Begriff setzt sich aus den Worten „Bewegung" und „Apparat" zusammen.
Hauptsächlich geht es mir aber um den Begriff „Bewegung".

Bewegung bedeutet, im Fluss bleiben, in eine bestimmte Richtung gehen, nicht still verharren, neues entdecken und ausprobieren oder einfach ausgedrückt – in Bezug auf unseren Körper – mobil zu sein, eben beweglich.

Apparat bedeutet in der Biologie funktionell zusammengehörende Organe, was jedem bildlich vorgeführt wird, wenn er in den Spiegel schaut. Da sieht man den Apparat, meist nicht ganz so, wie man ihn gern hätte, aber wer ist schon perfekt!

Wie bewegten wir uns früher?

Kommen wir zurück zur Bewegung, damals, im letzten Jahrhundert, in meiner Kindheit.
Ich wurde 1965 in einem ländlichen Dorf geboren, da gehörte es zu dem Alltag der Kinder, dass es nach dem Kindergarten oder der Schule raus ging ins Feld und Flur. Es wurden Hase und Rehe im Wald und auf der Heide vertrieben. Wir haben Cowboy und Indianer, Fußball, Völkerball oder Handball gespielt. Wir haben uns aus Holunderzweigen und Schnur, Pfeil und Bogen gebastelt, haben Bäume erklommen und sind vor wütenden Bauern davon gelaufen, weil wir mal wieder von ihren Maiskolben oder Erdbeeren gekostet haben. Über pädagogisch sinnvolle Spiele oder Spielzeug hat sich damals noch keiner Gedanken gemacht und wir haben es auch überlebt. Die Spielsachen wurden von uns meistens erfunden, je nachdem, wozu wir gerade Lust hatten, war zum Beispiel ein einfacher Ast einmal ein Schwert, dann wiederum ein Speer oder einfach nur ein Wanderstock, danach ein Zauberstab, je nach Bedarf eben.

In meiner Generation machen sich aber leider auch schon erste Ansätze der degenerativen Lebensweise, der Immobilität, gefördert durch immer mehr Bequemlichkeit der gesamten Gesellschaft an sich, breit. Nicht umsonst klagen immer mehr Sportvereine über Nachwuchsprobleme. Je jünger die Personen sind, umso mehr ist dieses Phänomen zu beobachten. Zum 50 Meter entfernten Bäcker wird mit dem Auto gefahren, in den ersten Stock geht es mit dem Aufzug. Der riesengroße Plasma TV ersetzt die eigene Bewegung. Man schwelgt in aktuellen Kinofilmen auf 16:9 Format und vergisst dabei meist, sich selbst zu fördern und zu fordern. Ich habe festgestellt, auch wenn die Fernseher immer größer werden, das Programm wird dadurch auch nicht besser. Was hält uns also davon ab, sich wieder mehr zu bewegen?
ABSOLUT NICHTS ! Der berühmt berüchtigte innere Schweinehund vielleicht oder die Eltern die es vorleben sollten, aber sonst niemand.

Ein Zitat des anerkannten Sportmediziners Hollmann (2002):
In der drei bis vier Millionen Jahre alten Menschheitsgeschichte hat der Mensch es in den letzten fünf bis sechs Jahrzehnten verstanden, seinen Lebensstil und seine Umwelt grundsätzlich zu verändern. Vor allem wurden immer neue und perfektere Methoden und Möglichkeiten ersonnen, uns davor zu bewahren, im beruflichen und privaten Bereich unsere Muskeln beanspruchen zu müssen. Ein "Muskelwesen" wurde in kürzester Zeit zu einem "Nervenwesen" umfunktioniert. Die entscheidende Größe zur Entwicklung und Erhaltung der Leistungsfähigkeit unserer Organe ist muskuläre Beanspruchung. Bleibt sie chronisch unterhalb eines Minimums, welches die Natur erfordert, entstehen so genannte Bewegungsmangelerscheinungen. Und tatsächlich ist nur verhältnismäßig wenig an muskulärer Beanspruchung nötig, um sich aus dieser Sicht gesund und leistungsfähig zu erhalten und wohl zu fühlen. Es gibt kein Medikament und keine andere Maßnahme, die einen dem körperlichen Training vergleichbaren Effekt besitzt.“

Bei unseren Eltern oder Großeltern war die Sache wieder ganz anders. Kinder mussten auf dem Feld mitarbeiten, auf dem Hof helfen und wenn sie mal ausnahmsweise nichts zu tun hatten, wurde für die Schule gelernt oder wieder draußen im Freien gespielt. Körperliche Arbeit war hier noch vorrangig auf dem Arbeitsmarkt zu finden, Handwerksberufe waren Standard, wer einen Schreibtischjob hatte, war ein „Gewinner". Der Großvater meiner Frau hatte aufgrund einer Sehbehinderung nur den Beruf des Kohlenschleppers ausüben können. Er hat es uns einmal vorgerechnet, er hat in seinem Leben geschätzte 33 Lastkähne voll Kohle zu den Leuten ins Haus bzw. in den Keller geschleppt. Das müssten so ungefähr 100.000 Tonnen gewesen sein, wenn man von einer geringeren Größe und Ladekapazität als die der heutigen Schiffe ausgeht. Rückenprobleme kannte er nicht, er starb im März 2005 im Alter von 82 Jahren. Oder um es mal mit den Worten unserer ehemaligen Gesundheitsministerin Frau Schmidt zu sagen: Er war einfach gesünder, als er gestorben ist. Fazit: Mehr Bewegung würde keinem schaden, vor allem nicht dem eigenen Rücken und Bewegungsapparat.

Wie sieht die Sache denn heute aus?

Um dieses Thema genau zu durchleuchten, sind einige Ausflüge in unsere Gesellschaft, in die Wissenschaft und in Politische Themen nötig, um den Bezug zur Bewegung und den heutigen Problemen genauer darstellen zu können.

Die Kinder, kaum mal ein paar Monate auf der Welt, werden schon von der Mütter-Beschäftigungsindustrie in Beschlag genommen. Da gibt es Pekip, Kinder Yoga, frühkindliche Musikförderung, erlernen der Babyzeichensprache, Englisch und Mandarin. Mandarin - nein, das ist kein Obst, sondern die Sprache, um in Zukunft besser mit unseren chinesischen Wirtschaftsfreunden kommunizieren zu können. Der Terminkalender mancher Babys und Kleinkinder ist voller, als der eines Spitzenmanagers. Die Kinder haben später, statt blaue Flecken und Schrammen vom Spielen oder vom Vereinssport, Schwielen an den Fingern vom Smartphone und

Nintendo spielen, treffen sich in sogenannten Sozialen Netzwerken mit virtuellen Freunden und stellen ihr ganzes Leben in Facebook, Twitter oder Whatsapp. Sie haben eine stark ausgeprägte Fingermuskulatur und das WII sorgt für Bewegungsspaß an Virtuellen Sportarten im trockenen Zimmer. Das Immunsystem schlägt Kapriolen, sollte es einmal zufällig mit Natur in Berührung kommen. Leider lässt die Ernährung in vielen Fällen ebenfalls zu wünschen übrig. Es regieren Fertiggerichte, Fertigsoßen, Tiefkühlpizza und Fast Food. In den Supermärkten blickt man vor lauter Überangebot überhaupt nicht mehr durch. Auf den Bio-Trend sind die Discounter ebenfalls schon gekommen, aber Bio-Fertiggerichte, wie passt das zusammen? Haben wir das Kochen verlernt? Sicherlich sind diese Schilderungen etwas überspitzt und treffen eher auf Städte als auf Dörfer zu, aber die meisten von ihnen wissen sicherlich, was ich meine.

Welche Rolle spielt die Ernährung?

Die gesunde Ernährung sollte nun, politisch gewollt, leichter werden – dafür sollte es flächendeckend „Die Ampel“ geben. Vorausgesetzt, man interessiert sich für seine Ernährung. Da bietet sich zum Beispiel die Internetseite von Foodwatch an. Hier kann man objektive Artikel mit wissenschaftlich untermauerten Untersuchungsergebnissen lesen, ohne von irgend einer Herstellerfirma beeinflusst zu werden. Anders verhält es sich, wenn die Auswahl der Lebensmittel, keine so wichtige Rolle spielt. Oft wird dann irgend etwas, was schnell geht, in sich rein gestopft. Da würde auch die Ampel nichts ändern. Man erinnere sich an die Warnhinweise auf den Zigarettenschachteln. Kennen Sie jemand, der wegen der Warnhinweise nicht mehr raucht? Ich nicht!

Es gibt neuste Untersuchungen einer Gruppe von Wissenschaftlern, die sich Epigenetiker nennen. Sie forschen in den Bereichen Biologie und Molekularbiologie. Sie überprüfen, wie sich unsere Ernährung auf unsere Gene auswirkt. Es wurde Erstaunliches festgestellt! Die Forschungen ergaben bisher, dass je nach Nährstoffen oder Mikrobestandteilen der Nahrung, Gene in Ihrer

Funktionsweise an- oder ausgeschaltet werden können. Diese an- oder ausgeschalteten Gene werden auch an die folgenden Generationen weiter vererbt. Vielleicht produzieren wir heute schon durch falsche oder schlechte Ernährung genetische Fehler oder Krankheiten, die unsere Enkel dann ausbaden müssen. Soweit mir bekannt ist, nennt man diesen Vorgang Evolution! Aber die Wissenschaftler geben sich größte Mühe, dass dieses An- und Abschalten der Gene kontrollierbar gemacht wird. Das bedeutet vielleicht bald, weiter Futtern was man will, noch weniger Bewegung, die Wissenschaft wird es schon richten! Schöne neue Welt?

Die Bewegung der Kinder heute!

Kommen wir auf die Bewegung der Kinder zurück. Leider ist es oft so, dass heutzutage den Eltern gleich eine Anzeige ins Haus flattert, sollte sich ihr Sprössling mal zufällig durch seinen enormen Bewegungsdrang, in einen nicht abgezäunten Garten verirren und von den köstlichen Erdbeeren oder Äpfeln probieren.

Da lässt man seine Kinder lieber am Computer spielen, da kann nichts passieren – oder vielleicht doch?

Laut einer Pressemitteilung vom Oktober 2008 der Bundeszentrale für gesundheitliche Aufklärung (BZgA) sind fast 9 % der Jugendlichen von 3 bis 17 Jahren in Deutschland übergewichtig, weitere 6 % sind adipös. Neuere Studien vom BzgA im Februar 2017 besagen das mittlerweile 15 % der jungen Menschen Übergewichtig oder Adipös sind. Bei diesen Jugendlichen hat der hohe TV- und PC-Konsum und der daraus folgenden massive Bewegungsmangel, wesentlich dazu beigetragen, überhaupt erst das Übergewicht aufzubauen. 26 % von diesen Kindern und Jugendlichen hatten Bluthochdruck, bei 37 % wurden erhöhte Blutfettwerte festgestellt. Bluthochdruck und erhöhte Blutfettwerte gehörten noch vor vielen Jahren zu den sogenannten Alterserkrankungen. Hierzu sei festgestellt, dass Adipositas und Übergewicht mit deutlichen Einschränkungen der Lebensqualität und der psychischen Gesundheit einher gehen. Im Juli 2019 wurden ebenfalls vom BzgA die neusten Zahlen bekannt gegeben.

2 Millionen Kinder sind Übergewichtig oder Adipös.

Eine neue Studie vom November 2019 von der Uniklinik Ulm unter der Leitung von Prof. Dr. Martin Wabisch und Dr. Anja Moss mit dem Titel „ Therapie und Prävention der Adipositas im Kindes- und Jugendalter“ bestätigt die steigende Tendenz. An dieser evidenzbasierende S3 Leitlinie haben ebenfalls 40 Experten*innen aus 16 medizinischen-wissenschaftlichen Fachgesellschaften und Berufsverbänden mitgewirkt. Fazit der Studie:“Egal ob Säuglinge, Kleinkinder oder Jugendliche – die Zahl der Minderjährigen, die von Übergewicht betroffen sind, hat in den letzten Jahrzehnten deutlich zugenommen.“
Als Ursache führt zum Beispiel die WHO die elektronische Revolution an, die die Bewegungsmuster von Jugendlichen offensichtlich verändert hat. Die WHO empfiehlt das sich Kinder und Jugendliche zwischen 5 und 17 Jahren mindestens 60 Minuten am Tag bewegen sollten um positive gesundheitliche Effekte zu erzielen. Nur ein fünftel der 11 – bis 17 Jährigen weltweit schaffen dies überhaupt. Auch deutsche Jugendliche machen hier keine Ausnahme. 79,7% der Jungen und sogar 87,9% der Mädchen waren 2016 körperlich nicht aktiv genug. Erwachsene zwischen 18 und 64 Jahren sollten sich derweil mindestens 150 Minuten pro Woche bewegen oder alternativ mindestens 75 Minuten Sport treiben. Alles darüber hinaus ist für die Gesundheit zusätzlich von Vorteil.

Wenn nun der Bewegungsdrang doch zu viel wird und im Kindergarten oder in der Schule der Ablauf gestört wird, die Noten immer schlechter werden, geht man mit dem Kind, nicht selten auf Anraten der Erzieher oder Lehrer, zu einem spezialisierten Arzt oder Therapeuten. Der Bewegungsdrang wird meist mit Medikamenten korrigiert und sehr schnell die Diagnose AD(H)S gestellt. Ich glaube, der Begriff ist mittlerweile jedem geläufig. Diesem Thema könnte man erneut ein Buch widmen, deshalb versuche ich mich hier kurz zu fassen.
Das Schreckgespenst AD(H)S,
Aufmerksamkeitsdefizit-/Hyperaktivitätsstörung.

Es wurde bereits im letzten Jahrhundert vom Frankfurter Psychologen Dr. H. Hoffmann im Struwwelpeter eindrucksvoll dargestellt. Es gibt natürlich Kriterien, nach denen die Störung diagnostiziert werden kann. Im folgenden werde ich ihnen 16 Kriterien nennen, damit ADHS überhaupt diagnostiziert werden kann.

1. Kurze Dauer spontaner Aktivitäten
2. Mangelnde Ausdauer beim Spielen
3. Überhäufiges Wechseln zwischen verschiedenen Aktivitäten
4. Stark beeinträchtigte Ausdauer bei der Bewältigung von Aufgaben, die von Erwachsenen gestellt werden.
5. Ungewöhnlich hohe Ablenkbarkeit während schulischer Arbeiten wie Hausaufgaben oder Lesen
6. Ständige motorische Unruhe z.B. rennen, hüpfen, Füße wippen etc.
7. Bemerkenswert ausgeprägte Zappeligkeit und Bewegungsunruhe während spontaner Beschäftigungen.
8. Schwierigkeiten, sitzen zu bleiben, wenn es verlangt wird
9. Außergewöhnlich geringe Ausdauer bei Bewältigung von Aufgaben
10. Außergewöhnlich hohe Ablenkbarkeit, d.h. häufiges Zuwenden zu externen Stimuli.
11. Überhäufiger Wechsel zwischen verschiedenen Aktivitäten, wenn mehrere zur Auswahl stehen.
12. Extrem kurze Dauer von spielerischen Beschäftigungen
13. Beständige und exzessive motorische Unruhe (rennen, hüpfen, Füße wippen etc.) in Situationen, in denen freie Aktivität erlaubt ist.
14. Bemerkenswert ausgeprägte Zappeligkeit und motorische Unruhe in strukturierten Situationen.
15. Extrem viel Nebenaktivitäten bei Erledigung von Aufgaben
16. Fehlende Fähigkeit, auf dem Stuhl sitzen bleiben zu können, wenn es verlangt wird.

Jeder, der diese Kriterien liest und sein Kind betrachtet, findet genügend Punkte die auf das eigene Kind passen. Zur „gesicherten Diagnose" müssen in den Punkten 1-9 und 10-16 jeweils drei Punkte über die Dauer von 6 Monaten beständig vorhanden sein.
Wenn man diese Punkte genauer betrachtet, könnte man eine gewisse Absurdität dieser Kriterien erkennen. Man darf nicht vergessen, es handelt sich um Kinder und Jugendliche, nicht um Roboter, die bestimmte Funktionen haben dürfen, andere „schlechte" Funktionen nicht.

Nachdem das Kind also medikamentös justiert worden ist, klappt es plötzlich auch wieder mit den Schulnoten! Die Langzeitfolgen sind allerdings noch nicht absehbar! So erlernt nun das Kind, seinem natürlichen Bewegungsdrang nicht nachzugeben. Es sieht den Bewegungsdrang als eine Art Krankheit, es nimmt deshalb ja auch Medikamente ein. Das hat enorme Konsequenzen für das Kind. Es wird aufgrund eines unerwünschten Verhaltens als „krank" bezeichnet und dann mit Medikamenten gefügig gemacht. Somit werden die betroffenen Kinder in dem Glauben aufwachsen, die Lösung ihrer Probleme läge darin, Pillen zu schlucken. Sie lernen, dass sie für ihr Verhalten nicht verantwortlich sind, weil die Schuld auf eine „mysteriöse" Krankheit geschoben wird. Die institutionelle Psychiatrie, die noch vor 60 Jahren behauptete, Homosexualität sei eine Krankheit, stempelt kindliches Missverhalten als Krankheit ab. Soll die Gesellschaft tatsächlich die Ungehorsamen als „Krank" abstempeln und dann folglich anpassen an die „Norm", statt Individualität und Kreativität zuzulassen? Ich möchte hier noch einmal klarstellen, dass es das „Zappelphillipsyndrom" sicherlich gibt und ich das hier nicht in Frage stelle. Ich kenne selbst einige Fälle, in denen dies offensichtlich zutrifft. Es geht mir eher um die schnelle, oft leichtfertige Diagnosestellung nach den oben genannten Kriterien, nur damit die Eltern eine Begründung für das Verhalten Ihrer Kinder an die Hand geliefert bekommen und nicht selbst oder der Charakter des Kindes daran Schuld ist. Anfang der 90er Jahre waren es bundesweit weniger als 100 Fälle pro Jahr. Heute geht die Zahl in die Zehntausende, mit steigender Tendenz. Aktuelle

Schätzungen gehen von weit mehr als 500 000 Kindern und Jugendlichen aus, die diese „Erkrankung“ aufweisen und mit Medikamenten behandelt werden. Schaut man sich die Umstände genauer an, könnte man vielleicht die Ursachen, wenn man möchte, in überfüllten Spielzimmern, zu vielen Computerspielen und der ständigen medialen Reizüberflutung finden. Eine Studie vom Juli 2018 in Los Angeles sieht ein Zusammenhang mit der Nutzung digitaler Medien und ADHS. Es fehlt der Ausgleich, die körperliche Anstrengung, die Bewegung!

Manche Eltern machen ihren Sprösslingen eine Sportart im Verein schmackhaft. Man knüpft zusätzlich neue soziale Kontakte und das Kind lernt, seinen Bewegungsdrang auf schöne Sportarten zu verlagern. Oft bedarf es mehrerer Versuche, bis die richtige Sportart gefunden wurde. Aber wenn diese dann passt, machen sich die positiven Effekte mit der Zeit bemerkbar. Dann klappt es auch wieder in der Schule besser. Vielleicht hat es der ein oder andere von ihnen auch schon einmal bemerkt, das nach einer sportlichen Leistung, wie man so schön sagt, der Kopf wieder frei ist!

Ich selbst, wenn ich in der heutigen Zeit geboren wäre, würde absolut sicher zu den ADHS Kindern gehören. Ich war laut meiner Eltern und soweit ich mich erinnern kann, sobald ich laufen konnte, ein Hans Dampf in allen Gassen. Sobald ich einen Raum betreten habe, sagten meine Eltern: Aha, die Unruhe ist wieder da. In der ersten Klasse bin ich andauernd wegen meinem Gezappel vom Stuhl gefallen. Etwas kleiner als der Durchschnitt in meinem Alter und voller Energie. Ich wusste aber genau, wann ich auf meine Eltern besser hören sollte. Konnte ich einmal meinen Bewegungsdrang nicht mehr bändigen und wollte ich absolut nicht hören, dann gab es, höflich ausgedrückt, einen Klapps auf den Hintern und ich kam langsam wieder runter. Ich akzeptierte meine Eltern noch als Respektperson, sie wurden von mir nicht als Diskussionspartner angesehen. Sie zeigten mir wichtige Grenzen auf, die ich noch lernen musste, um in der Gesellschaft überhaupt bestehen zu können. Wobei ich hiermit nicht die Autoritäre Erziehung loben möchte, aber Kinder brauchen feste Regeln. Sie können mit zwei oder drei Jahren für sich noch keine vernünftigen Entscheidungen treffen. Was taten nun meine Eltern, um meinen unbändigen Drang zur Bewegung zu stillen? Richtig - sie steckten mich im zarten Alter von fünf Jahren in einen Fußballverein. Damals gab es erst für Kinder ab fünf Jahren die E- Jugend. Heute gibt es schon die Bambinis, für Dreijährige. Hätte es die Bambinis damals auch schon gegeben, wäre ich sicherlich dabei gewesen. In der E- Jugend konnte ich mich dann austoben. Ich lernte, meinen Bewegungsdrang in eine andere Bahn zu lenken. Dort durfte ich dann ganz offiziell, zwei mal die Woche im Training und einmal am Wochenende zum Spiel, rennen so viel ich wollte oder konnte. Ich durfte im Sturm spielen. Wenn ich den Ball einmal erkämpft hatte, konnte mich im Rennen kaum noch jemand einholen. Nur an der Technik fehlte es ein bisschen. Später, als Teenager, durfte ich in den Schulferien für 10 DM am Tag mit meinem Onkel, der die stationierten Amerikaner in unserer Stadt mit Getränken versorgte, mitfahren und ich schleifte die vollen Getränkekisten bis in die dritte Etage. Nach meiner Fußballkarriere, die nach Knieproblemen beendet wurde, suchte ich mir ein neues Hobby. Es war das Schlittschuhlaufen, fast täglich, 7 Tage die Woche, über die komplette Wintersaison in der Eishalle. Dann ging ich zur Bundeswehr. Dort wurde gerade in der Grundausbildung meinem Bewegungsdrang ein breites Angebot geliefert. Sport gehörte natürlich auch dazu, mindestens zweimal die Woche. Wir betrieben Leichtathletik und Kraftsport. Beim Kompaniesportfest schlug ich dann zu und lief dort einen Bataillonsrekord im 400 m Lauf und holte noch eine Medaille im Gewichtheben. Nach der Bundeswehr schaute ich mich nach neuen sportlichen Möglichkeiten um und blieb erst beim Taekwondo hängen. Danach Inlineskaten und Fitness- Training an Kraftgeräten. Deshalb war ich trotz allem nie ein Musterschüler aber der Sport bestimmte einen großen Teil meines Lebens – bis heute noch. Ach ja, über Rückenschmerzen habe ich mich nie beklagt, außer in längeren Trainingsfreien oder Sportfreien Zeiten, was glücklicherweise extrem selten vorkam.

Wir haben in unserer heutigen Zeit einen sehr großen Vorteil gegenüber früherer

Generationen! Wir besitzen die Möglichkeit, uns das „Mehr“ an Bewegung, das wir als Ausgleich dringend benötigen, so auszusuchen, dass es uns auch noch Spaß machen kann! Hunderte von Möglichkeiten versprechen uns, fit und gesund bis ins hohe Alter zu bleiben. Ob es Nordic-Walking, Schwimmen, Wandern, Fahrrad fahren oder Inlineskating ist. Kampfsport für den Geist, Yoga zur Entspannung oder Marathonlauf für den Ehrgeiz. Egal was, zunächst zählt die Bewegung als Ausgleich. Langfristig wird man aber um ein gezieltes Muskelaufbautraining nicht herum kommen. Wieso? Weil kein anders Training die einzelnen Muskelgruppen so gezielt ansprechen kann. Man sollte diese Bilder von den überproportional dimensionierten Körpern, die bei Body- Building- Wettkämpfen auf einem der vielen Sportkanäle oder Zeitschriften zu sehen sind, aus dem Kopf kriegen. Da würde selbst Arnold Schwarzenegger in seiner damaligen Form keinen Blumentopf mehr gewinnen. Das kann nicht das Ziel sein. Es verhält sich, wie mit allem im Leben, es heißt nicht automatisch „Je mehr umso besser“.

Egal welches Alter, es ist normalerweise nie zu spät, mit Sport anzufangen. Das beste Beispiel war eine ältere Dame bei uns im Club. Sie hatte mit 81 Jahren bei uns im Club angefangen zu trainieren. Ihr Hausarzt hatte ihr nahe gelegt, falls sie nicht im Rollstuhl landen möchte, sich doch mehr zu bewegen. Sie hat eine Nervenlähmung der Gesäßmuskulatur und benötigt zum Gehen eine Gehstock. Selbst ihre Muskulatur hat auf das Training positiv reagiert und sie fühlte sich deutlich besser. Sie war später zu einer Generaluntersuchung und die Blutwerte waren deutlich besser, als es dem Alter entsprechend zu erwarten gewesen wäre. Grundvoraussetzung ist natürlich, dass ein Alters- und gesundheitsgerechter Trainingsplan erstellt wird.

Die wichtigste Muskelgruppe!

Eine weitere interessante Frage wurde bundesweit von Studenten einer Sportuniversität an Passanten in Fußgängerzonen gestellt! Was glauben sie? Welches ist die wichtigste Muskelgruppe am menschlichen Körper? Bevor sie nun die Antwort lesen, überlegen sie für sich einmal genau und in aller Ruhe, welche Muskelgruppe das sein könnte!

Also, das Herz, obwohl es ein „Muskel" ist, war nicht gemeint. Organe sind ausgeschlossen.
Der Rücken? Die Arme? Die Beine? Der Bauch? Der Po?

Ich möchte sie nicht länger auf die Folter spannen – es ist die Oberschenkelmuskulatur!
Weshalb? Eine gut trainierte Oberschenkelmuskulatur entlastet die Kniegelenke, sorgt dafür, dass wir mobil sind und auch bleiben. Durch unsere Mobilität können wir unser Herz – Kreislauf- System trainieren und kräftigen und dadurch fit bleiben.

Apropos Oberschenkelmuskulatur!
Ein weiterer unschlagbarer Vorteil einer gut trainierten Oberschenkelmuskulatur ist, dass sie das beste Mittel gegen Cellulite ist.

Cellulite ist eine normale Dellenbildung der Haut. Sie ist durch unsere Gene festgelegt und dies begünstigt auch extreme Formveränderungen während einer Schwangerschaft. Dies erklärt auch, dass fast nur Frauen davon betroffen sind. Sollte eine Frau übergewichtig sein, kann die Cellulite bereits in jungen Jahren auftreten. Im mittleren Alter haben bereits fast
90 % der Frauen Cellulite, überwiegend in den Bereichen von Oberschenkel, Oberarme, Hüfte und Po. Dies liegt hauptsächlich an dem Aufbau der weiblichen Unterhaut bzw. des Bindegewebes. Das Bindegewebe ist bei der Frau wie eine Art Steppdecke aufgebaut, beim Mann hingegen eher wie ein stark verflochtenes Netzwerk. Deshalb fühlt sich die männliche Haut härter und fester an als die weibliche. Der Nachteil der steppdeckenartigen Anordnung der Kollagenfasern liegt darin, dass bei Hormonveränderungen, wie zum Beispiel kurz vor der Menstruation, die Fettzellen mal mehr, mal weniger stark anschwellen und leichter durch die

parallele Anordnung durchdrücken können, als bei der netzwerkartigen Verflechtung beim Mann. Die wachsenden Fettzellen haben leichtes Spiel und verursachen dann kleine, unschöne Dellen an der Oberfläche der Haut. In der Umgangssprache sagt man dann zu diesem Hautbild ganz einfach Orangenhaut.

Eine Studie von der Uniklinik in München stellt allerdings fest, dass Cellulite nicht ausschließlich nur durch Übergewicht entsteht. Auch bei manchen schlanken Frauen kommt Cellulite in den bereits oben erwähnten Bereichen vor. Auf den ersten Blick haben diese Damen eine gute Figur, wird aber dann der Körperfettanteil gemessen, ist es nicht selten, dass der im schlechten Bereich liegt. Die Muskelmasse ist vernachlässigt und verkümmert. Nichts desto trotz zählt die Gewichtszunahme, Bewegungsmangel, ungesunde Ernährung, bestimmte Medikamente und Stress zu den Faktoren, die der Cellulite zuträglich sind. Kommt noch die genetische Veranlagung dazu, ist es sehr wahrscheinlich, dass die Cellulite der Haut ihren Stempel aufdrückt. Das schwache Bindegewebe ist aber das Hauptkriterium überhaupt für dieses Phänomen. Wobei hier noch zu erwähnen ist, dass 50 % der Frauen und 70 % der Männer an Übergewicht leiden und die Tendenz leider ebenfalls steigend ist.

Von Nahrungsergänzungen, Diätempfehlungen einschlägiger Frauenzeitschriften, Pülverchen und Pillen bis zu den „Fett weg Spritzen“ gibt es eine Vielfalt von Möglichkeiten, in denen uns suggeriert wird, du nimmst das oder das, machst dies oder jenes und das Wehwehchen oder die Pölsterchen gehören der Vergangenheit an. Für jedes Problemchen gibt es ein Mittelchen! Eine Anti Cellulite Creme, Pillen zum Einnehmen oder im teuersten Falle eine Fettabsaugung, was von der Anstrengung her der einfachste, aber sicher nicht der risikoärmste und gesündeste Weg ist.

Bei genauerer Betrachtung landen wir dann wieder beim Krafttraining. Durch gezieltes Muskeltraining der Oberschenkelmuskulatur wird die Durchblutung gefördert und Muskulatur aufgebaut. Dies führt zur Straffung der Haut und zu einer besseren Durchblutung. Die Dellen werden weniger oder verschwinden komplett. Nicht zu vergessen, das wir die wichtigste Muskulatur unseres Körpers trainieren. Wie wir also festhalten können, das beste Mittel, das wir einsetzten können, ist der gesunde Menschenverstand. Leider hat eine Vielzahl der Menschen vergessen oder verlernt, sich auf ihn oder das berühmt berüchtigte Bauchgefühl zu verlassen. Die Verantwortung wird dem Arzt, dem Heilpraktiker, dem Physiotherapeuten, den Medikamenten, dem Partner, der Umwelt oder auch dem Staat in die Schuhe geschoben. Und wenn sich keiner als Sündenbock zur Verfügung stellt, dann war es halt der Wellensittich.

Mehr Eigenverantwortung?

Eigenverantwortung wird immer mehr zu einem Fremdwort, dessen Bedeutung verloren geht. Es wird nur noch als Schlagwort verwendet. Wo ist der Wille, selbst Veränderungen herbeizuführen, eine Entscheidung zu treffen und dafür auch gerade zu stehen. Ist dieser Ehrgeiz, auch wenn er in diesem speziellen Falle „nur“ für unseren Körper und Geist gedacht ist, dieser Wille zur Veränderung, das Bessermachen, zwischen den Speicherchips, den Lüftern und USB Sticks, den 3D Spielen, dem Plasma TV oder Castingshows, den Computern und Maschinen hängen geblieben? Hat uns der Elektrosmog der Handys und Funkmasten, die Drahtlosen Verbindungen um den Verstand gebracht – Vielleicht?

Die Belastung durch den Elektrosmog und die daraus resultierenden Folgen werden immer noch zu gering, wenn überhaupt, berücksichtigt. Elektrosmog Allergiker werden meistens als Simulanten abgestempelt. Bisher gehörte ich auch zu den Skeptikern. Ich war auch immer der Meinung, na ja, da wird wohl schon etwas übertrieben – oder? Als ich allerdings eine Fortbildung besuchte, um meine Diagnosemöglichkeiten in meiner Praxis zu erweitern, wurde ich eines besseren belehrt. Dieser besagte Elektrosmog wurde als mögliche Fehlerquelle angegeben. Die Referentin hat darauf hingewiesen, das wegen der Klimaanlage, der

Beleuchtung, des Over Head Projektors, des Laptops, der Handys und der Deckenbeleuchtung die Tests nicht richtig funktionieren werden und wir bei der Durchführung des Tests in der Praxis auf diese Faktoren aufpassen müssen. Als ich dann in meiner Praxis diese Bluttests von der besagten Fortbildung verwendete, die auf eine Zusammenklumpung der Blutplättchen basiert, indem man Bluttropfen mit Testlösungen vermischt und auf die sogenannte Agglutination wartet, habe ich festgestellt, wenn ein angeschaltetes Handy in der Nähe ist, passiert überhaupt nichts. Schaltet man das Handy aus und wiederholt den Test noch einmal, kann man plötzlich Reaktionen des Blutes bzw. der Blutplättchen feststellen. Wenn also das Blut, das sich außerhalb unseres Körpers befindet, schon auf solche Strahlung reagiert, wie macht sich das erst auf unseren Organismus bemerkbar? Mit etwas Fantasie, fallen einem da sicherlich viele Möglichkeiten ein, wie der einzelne Organismus darauf reagieren könnte. Der Begriff Elektrosmog erhält dadurch eine ganz neue, fragwürdige Qualität. Wenn man nun noch bedenkt, dass viele mit einer Flatrate die Handys über den Tag verteilt stundenlang am Ohr halten. Jeder weiß, dass sich zwischen unseren beiden Ohren das Schaltzentrum unseres Körpers befindet, das Gehirn.
Wie wird sich diese Strahlungen auf unsere grauen Zellen auswirken?

Haben wir unseren Körper weitgehend aufgegeben und versuchen, ihn nur noch solange wie möglich zu benutzen und funktionstüchtig zu halten? Den meisten ist das wohl ganz gut gelungen. Die durchschnittliche Lebenserwartung steigt immer weiter an. Wer heute geboren wird, hat eine über 30 Jahre höhere Lebenserwartung als derjenige, der vor 100 Jahren geboren wurde. Ein männliches Kind hat heute bei Geburt eine durchschnittliche Lebenserwartung von 75,6 Jahren, die Lebenserwartung eines heute geborenen Mädchens liegt bei 81,3 Jahren. Aber doch nicht zu dem Preis, dass wir alle zum Pflegefall werden, nur weil wir unseren Bewegungsapparat vernachlässigen, vom „Geist“ einmal ganz abgesehen!
Entschuldigung für diese Schelte, aber – wir haben ja alle nur einen Körper in diesem Leben zur Verfügung. Obwohl die moderne Forschung in der Medizin auf dem

besten Wege ist, ein genetisches Ersatzteillager zu erschaffen, hält uns im Moment nur noch die Moral und die Ethik davon ab, diese Forschung massiv weiter zu betreiben. In anderen Ländern gibt es diese Bedenken nicht mehr und es wird weiter und intensiver als je zuvor geforscht. Es gibt natürlich auch noch einige andere Gründe, weshalb man zu einem Pflegefall werden kann, aber wegen jahrzehntelangem Bewegungsmangel auf Dauer ins Bett steigen zu müssen, muss nun wirklich nicht sein.

Und so schleppt sich nun unser „Apparat“ durchs Leben, durch mangelnde Bewegung, unterdurchschnittliche Muskelmasse, gute Fettpolster und schlechte Ernährung übersäuert.
Geistig, wenn man es genau betrachtet, meist unterfordert und durch die bereits erwähnte Multimediaindustrie absolut überreizt. Es spricht für Sie, dass sie diese Buch lesen, statt irgendwelche sinnlosen Computerspiele zu spielen, die uns von uns selbst ablenken.
Wen wundert es da noch, wenn sich mit der Zeit erste Beschwerden mit dem „Apparat“ einstellen, der für die Bewegung gedacht ist. Und dann geht es erst richtig los - eine Odyssee die meist seines gleichen sucht, zermahlen in den bürokratischen Mühlen des sogenannten Gesundheitssystems. Irgendwann kommt man dann zur Naturheilkunde, dann, wenn nichts mehr geht. Wenn Ärzte, gefangen im Gesundheitssystem, in Ihren Handlungsmöglichkeiten durch das Budget beschnitten werden, das Handtuch geworfen haben oder einfach nicht mehr weiter kommen. Die Patienten sind dann verwundert, dass sich jemand Zeit nimmt, und zuhört, Fragen stellt, sich eine richtige Unterhaltung ergibt und nicht für ein 5 minütiges Gespräch anschließend eine halbe Stunde zur Dokumentation benötigt wird. Kein Wunder, sie müssen ja auch selbst zahlen, die gesetzliche Krankenkasse hat ja keinerlei Kosten.

Die Anatomie unseres Bewegungsapparates

Woraus besteht unser Bewegungsapparat?

Unser Bewegungsapparat besteht aus Muskeln, Knochen, Gelenken, Bändern und Sehen. Er ermöglicht uns ein aktives Handeln, sich mitzuteilen und anderen zuzuwenden. Wir haben normalerweise einen natürlichen Drang, uns zu bewegen. Das liegt unter anderem daran, dass solche Körperbestandteile wie die Bandscheiben oder der Meniskus, um nur zwei wichtige zu nennen, nicht an die normale Blutversorgung angeschlossen sind. Sie werden ausschließlich durch Bewegung ernährt. Bewegt man sich wenig, werden kaum Nährstoffe in die Scheiben einmassiert. Wird diesem Drang bewusst oder unbewusst nicht nachgegeben, können sich Erkrankungen des Bewegungsapparates entwickeln. Einige dieser Erkrankungen kann man, wenn sie rechtzeitig behandelt werden, so therapieren, dass keine bleibenden Schäden verursacht werden.
Ein weiterer Risikofaktor ist die durch eine falsche Lebensführung und Ernährung lang andauernden Stoffwechselbelastungen, die sich ebenfalls in Erkrankungen des Bewegungsapparates zeigen können, die ich hier aber nicht näher beschreiben werde.

Der Bewegungsapparat besteht aus über 200 Knochen, 5 verschiedene Gelenkarten und über 700 Muskeln, die ein vernünftiges Zusammenspiel benötigen, um einwandfrei zu funktionieren. Durch Sehnen, Bäder und Gelenke sind alle Gruppen so miteinander verbunden, dass wir stabil sind und nicht in uns zusammenfallen, sonder aufrecht stehen können. Falls wir einmal stürzen sollten, sind wir trotzdem so flexibel konstruiert, dass wir nicht sofort alle Knochen gebrochen haben. Hier liegt auch unser aller Problem, wie die folgenden Beispiele aufzeigen werden.
Durch falsche, andauernde, meist einseitige Belastungen, starke Stöße, wie z.B. ein Sturz, können sich sogenannte Fehlstellungen von Fußgelenk, Kniegelenk, Hüftgelenk, Ileosakralgelenk, Hüfte, Schulterblätter und der Wirbelsäule ergeben, die nicht krankhaft sind und durch manuelle Therapie korrigiert werden können.

Wie kann es zu einer Fehlstellung kommen?

Hier einige Beispiele wie es zu Fehlstellungen des Skelettes kommen kann.

Ein Patient ging mit normalem Tempo durch ein etwa hüfthohes Gartentor und blieb mit der rechten Hüfte hängen. Diese Kollision hatte keine unmittelbaren Folgen, außer einem blauen Fleck. Einige Tage später klagte er über Rückenschmerzen im Kreuzbeinbereich. Da er schon Patient bei mir war, wusste ich bereits, das die Statik gepasst hatte. Ich überprüfte die Hüfte und stellte fest, dass sich die rechte Seite im Kreuzbeinbereich um schätzungsweise 2 cm nach hinten oben bewegt hatte.

Ein andere Dame, ebenfalls schon Patientin bei mir, ist von einem Pferd auf den seitlichen Hüftbereich gestürzt. Hier hat sich ebenfalls die Hüftstellung merklich verändert.

Wieder eine andere Dame hatte schon vor zu einem Spezialisten zu fahren, wollte aber noch meine Meinung dazu hören. Gleiche Problematik im Kreuzbeinbereich. Sie konnte sich nur unter Schmerzen auf meine Behandlungsliege niederlassen. Nach einigen bekannten Tests konnte ich eine Bandscheibenschädigung nahezu ausschließen und ich überprüfte die Hüfte.

Es stellte sich heraus, dass diese Schmerzen nicht all zu lange nach der Geburt ihres bereits 3- jährigen Kindes aufgetreten sind und seitdem immer latent vorhanden waren, aber selten so stark wie heute. Es war eine normale Geburt eines sehr kräftigen Kindes. Unter dieser Belastung bei der Geburt hat sich ihr Becken eben etwas verdreht und die Schmerzen haben sich dann mit der Zeit langsam hoch geschaukelt. Die Hüfte war rechts etwas höher, das linke Bein als Ausgleich etwas länger, die rechte Schulter als Ausgleich etwas tiefer, im Brustwirbelbereich waren vom 2 bis zum 8 Wirbel alle leicht verdreht. Nach der Behandlung war sie in der Lage sich ohne Schmerzen hinzulegen und ebenfalls wieder schmerzfrei aufzustehen.

Ein anderer Patient rief mich an und wollte dringend vorbei kommen. Er habe fürchterliche Kopfschmerzen, fast wie Migräne und ihm war auch leicht übel. Er erzählte mir noch am Telefon, dass er mit seiner Familie in einem Erlebnispark war und mit den Kinder etliche Fahrgeschäfte besuchte und auch das ein oder andere mal mitgefahren ist. Er habe seitdem den Kopfschmerz und glaubt, dass sich das Problem in seiner Halswirbelsäule befindet. Also machte er sich auf den Weg. In meiner Praxis eingetroffen überprüfte ich sofort den HWS Bereich und konnte 3 verschobene Wirbel lokalisieren.

Wie sie sicherlich an diesen Beispielen ersehen können, genügt oft eine alltägliche Situation und der Bewegungsapparat gerät aus dem Lot. Glück hat man, wenn sich diese Fehlstellungen in einem direkten Schmerz äußern. Dann sagt einem der gesunde Menschenverstand, mit diesen Schmerzen möchte ich nicht auf Dauer leben. Also, auf geht es zu einem Spezialisten, der Abhilfe verschaffen kann.
Anders verhält sich das Ganze, wenn keine direkte Beeinträchtigung mit Schmerzen auftritt. Nehmen wir als Beispiel die Person mit dem Gartentor und nehmen wir weiter an, es wären keine Rückenschmerzen aufgetreten. Durch den Stoß auf die rechte vordere Darmbeinschaufel hat sich diese nach unten hinten verschoben. Das bedeutet zwangsläufig, dass sie hinten nach oben geschoben wurde. In diesem Fall hat man, wenn der Patient von hinten betrachtet wird, schon deutlich am Faltenwurf der Haut gesehen, dass etwas verschoben sein musste. Nun wirkt das linke Bein durch die Fehlstellung der Hüfte etwas kürzer als das rechte. Bei der alltäglichen Belastung wird nun unbewusst ein Bein, meistens das kürzere, stärker belastet, was zu Knieschmerzen in diesem Bein führen kann. Des weiteren will unser Gleichgewichtsorgan, was sich im Innenohr befindet, immer erreichen, dass beide Augen waagerecht sind. Deshalb ist man automatisch gezwungen, den Oberkörper oder auch nur den Kopf, in diesem Fall etwas nach rechts zu kippen. In der Rückenansicht erkennt man dann deutlich, dass das rechte Schulterblatt, wenn man die untere Spitze erkennt, tiefer steht als das linke Schulterblatt. Dies wiederum führt zu einer erworbenen Seitenverbiegung der Wirbelsäule, auch Skoliose genannt. Dies

kann dann bei alltäglichen Belastungen dazu führen, dass sich Wirbel leicht verdrehen. Als Folge von diesem auf dem ersten Blick relativ harmlosen Stoß, können sich dann über die Jahre bzw. Jahrzehnte folgende Symptome bzw. Beschwerden einstellen. Immer unter der Annahme, dass die Statik nicht korrigiert und keine andere Erkrankung diagnostiziert wurde.

In den Beinen, Fuß- , Knie – und Hüftgelenken kann die Arthrose, evtl. auch eine Arthritis auftreten. Wenn diese dann lange erfolglos behandelt wurden, kommen dann die künstlichen Gelenke für Knie und Hüfte in Frage. Der Ischias plagt ebenfalls mal mehr, mal weniger. Im LWS Bereich stellt sich dann meist einer oder mehrere Bandscheibenvorfälle ein. Eine verstärkte Abnutzung der Wirbelkörper, massive Verspannungen der Rückenmuskulatur. Weitere Verdrehungen der Brustwirbel, die dann zu Schmerzen im Brustbeinbereich führen können. Probleme beim Einatmen, ziehen über die Schulter bis vor in die Fingerspitzen. Im Halswirbelbereich können solche leichten Verdrehungen zu Schwindel, Kopfschmerz und Migräne führen. Dies sind nur einige Symptome, die auftreten können. Je nach dem, wie lange diese Fehlstatik bereits existiert, wie stark die Muskulatur schon verspannt ist, umso schwieriger wird eine Korrektur sein. Die verspannte Muskulatur ist der einzige Gegner, der gegen die Behandlung arbeitet. Die Muskulatur möchte wieder in diesen langjährigen Zustand zurück. Deshalb ist es zwingend notwendig, nach erfolgreicher Korrektur dem Patienten Übungen mit an die Hand zu geben, um gegen diese verspannte Muskulatur täglich anzugehen. Wird dies nicht gemacht, ist der Patient nach wenigen Tagen wieder in seiner ursprünglichen Fehlstellung vorzufinden.

Jeder, der schon einmal als medizinischer Laie einen Befundbericht in der Hand gehalten hat, wundert sich über die oft unverständliche Ausdrucksweise, die wirklich nur ein Arzt oder medizinisches Fachpersonal verstehen kann. Diese Formulierungen sind aber notwendig, um z.B. eine Lagebeschreibung einer schmerzhaften Stelle genau dokumentieren bzw. kommentieren zu können.

Medizinische Begriffe verständlich dargestellt!

Als Hilfestellung in dem Wörterdschungel anbei einige Begriffserklärungen.

Allgemein:

anterior - vorne

caudal - steißbeinwärts gelegen

cranial - kopfwärts gelegen

dexter - rechts

dorsal - rückenwärts gelegen

externus - außenliegend

inferior - weiter unten

internus - innenliegend

lateral - seitlich

longitudinal - längs verlaufend

medial - zur Mittelebene hin

median - in den Mittellinien gelegen

posterior - weiter hinten

profundus - tief gelegen

sinister - links

superior - weiter oben

transversal - quer verlaufend

ventral - bauchwärts gelegen

Die Arme und Beine betreffend:

proximal - rumpfwärts

distal - vom Rumpf weg

Arm:

radial - auf der Speichenseite gelegen (daumenwärts)

ulnar - auf d.Ellenseite gelegen (kleinfingerwärts)

Hand:

palmar - handflächenwärts gelegen

dorsal	- handrückenwärts gelegen
Bein:	
tibial	- auf der Schienbeinseite gelegen
fibular	- auf der Wadenbeinseite gelegen
Fuß:	
plantar	- fußsohlenwärts gelegen
dorsal	- fußrückenwärts gelegen
Den Schädel betreffend:	
basal	- in Richtung Schädelbasis
occipital	- in Richtung Hinterhaupt
frontal	- in Richtung Stirn
Bandscheiben betreffend:	
Protrusion	- Vorwölbung
Prolaps(BSV)	- Vorfall

Wirbelsäule betreffend:

Sacrum	- Kreuzbein
LWS	- Lendenwirbelsäule
BWS	- Brustwirbelsäule
HWS	- Halswirbelsäule
L1 – 5	- Lendenwirbel
Th 1 – 12	- Brustwirbel
C1 – 7	- Halswirbel
S	- Kreuzbein

Mit diesen Begriffen sollte ein grobes Verständnis mancher Befundbericht möglich sein, vorausgesetzt, man kriegt diese überhaupt zu Gesicht.

Des weiteren empfehle ich jedem, der über seinen aktuellen Gesundheitszustand in Kenntnis gesetzt werden möchte, sich den Sachverhalt so erklären zu lassen, dass man ihn selbst auch verstanden hat und erklären könnte. Immer wieder passiert es, dass Patienten in meiner Praxis auftauchen und auf Nachfragen nicht genau schildern können, welche Erkrankung sie haben, geschweige denn, welche Medikamente sie einnehmen müssen.

Erschreckend - so wichtig sollte einem doch seine eigene Gesundheit sein – oder ?

Die Mühlen des Gesundheitssystems!

Ereilt nun jemanden das Schicksal, plötzlich und aus heiterem Himmel mit Schmerzen im Rücken konfrontiert zu werden, sieht man sich gezwungen, einen Arzt zu konsultieren um dem Ganzen Abhilfe zu schaffen.

Der Fall „Ulla"

Hier nun eine frei erfundene, aber durchaus nicht undenkbare Leidensgeschichte einer Dame Mitte 30, wir nennen sie Ulla. An einem schönen sonnigen Morgen, früh um 6:30 Uhr, klingelt der Wecker von Ulla. Sie ist in einem mittelständischen Unternehmen als Groß- und Außenhandelskauffrau beschäftigt. Das bedeutet eine überwiegend sitzende Tätigkeit. Wie viele ihrer Kolleginnen und Kollegen betreibt sie ein- bis zweimal die Woche Nordic- Walking, man muss ja fit bleiben und was für den Rücken tun und das leichte Übergewicht soll auch weg. Wie immer will sie sich voller Elan aus dem Bett erheben, bleibt aber schmerzgeplagt mitten in der Bewegung hängen. Der untere Rücken, genauer gesagt der Ischias hat sich extrem gemeldet und sie ist kaum noch einer Bewegung fähig. Sie schleppt sich ins Bad, macht die Morgentoilette und ruf in der Firma an, dass sie die „Hex" getroffen hat und sie heute zur Arbeit nicht erscheinen kann. Sie wird heute noch ihren Hausarzt aufsuchen und die Krankmeldung dann per Post zuschicken. Sie schält sich mühevoll in ihre Kleidung, schleppt sich ins Auto und fährt zu ihrem Hausarzt. Dieser wiederum diagnostiziert idiopathische Beschwerden im Kreuzbeinbereich, was nicht anders bedeutet wie „ Beschwerden ohne erkennbare Ursache, bzw. Ursache nicht nachgewiesen". Leider haben unsere Mediziner oft nicht die Zeit, ihr Wissen am Patienten anzuwenden. Sie werden von unserem Gesundheitssystem dazu verdonnert, im Durchschnitt ca. 7- 10 Minuten pro Patient Zeit zu haben, um zu entscheiden, wie die weitere Vorgehensweise sein wird. Da Ulla nun Glück hat, erhält sie außer einer schmerzstillenden Spritze, zusätzlich noch ein Schmerzmittel in Tablettenform und das Budget erlaubt es noch, 6 – 8 Termine zur Krankengymnastik (KG) zu verschreiben. Sollte es danach nicht besser sein, soll sie unbedingt noch einmal in der Praxis vorstellig werden. Die Spritze zeigt relativ schnell ihre Wirkung und sie kann am nächsten Tag wieder zur Arbeit gehen. Sie vereinbart gleich einen Termin zur KG, der ist aber erst nächste Woche möglich. Bis dahin hält sie sich mit den Schmerztabletten über Wasser.

Nach dem ersten KG Termin geht es ihr auch schon etwas besser, aber auf die Schmerztabletten kann sie noch nicht verzichten. Am nächsten Morgen sind die Schmerzen wieder da, sie glaubt sogar, noch stärker als gestern. Der nächste Termin zur KG ist in drei Tagen und es wird sicher besser mit der Zeit. So schleppt sie sich über die 4 Wochen, ab und zu ist noch ein Schmerzmittel nötig. Eine deutliche Besserung ist aber nicht zu vermelden. Also, sucht sie wie vereinbart, ihren Hausarzt wieder auf. Er verpasst ihr wieder eine Spritze und überweist sie zu einer radiologischen Praxis um ein CT oder ein MRT machen zu lassen, damit man den genauen Zustand der Bandscheiben beurteilen kann. Der Termin ist aber leider erst in 6 Wochen möglich. Über diesen Zeitraum helfen wieder die bekannten Tabletten. Zwischenzeitlich hat sich Ulla, an den immer latent vorhandenen Schmerz, schon fast gewöhnt. Das Nordic- Walking geht auch schon wieder, wenn auch nur sehr langsam und das morgendliche Aufstehen fällt nicht mehr so schwer. Der Mensch ist halt doch ein Gewohnheitstier. Als der Termin in der radiologischen Praxis näher rückt, fährt es ihr beim Koffer tragen wieder in den Ischias, der Hausarzt muss wieder mit einer Spritze aushelfen und gleichzeitig erkundigt er sich nach der Überweisung, ob sie den schon dort gewesen sei. Sie berichtet ihm, dass der Termin nächste Woche stattfindet. Zwischenzeitlich hat sie sich vorsichtshalber auch wieder von den Tabletten welche verschreiben lassen und in der Apotheke besorgt. Am Tag der Entscheidung fällt es Ihr wieder etwas schwerer, aus dem Bett zu steigen. Sie geht mühevoll ins Auto, schält sich in den Fahrersitz und macht sich auf den Weg in die radiologische Praxis. Dort angekommen macht der Arzt nach einer kurzen Wartezeit die Aufnahmen und versucht ihr dann zu erklären, dass nichts wirklich Auffälliges festzustellen sei. Die normalen Abnutzungserscheinungen an den Wirbeln eben, die Bandscheiben etwas dünner wie normal, aber im Großen und Ganzen nichts Beunruhigendes. Vielleicht ist für die Schmerzen doch eine Nervenreizung verantwortlich. Den Befund sendet er umgehend dem Hausarzt zu, der dann die weitere Vorgehensweise mit ihr besprechen wird. Ulla, genauso klug wie vorher, fragt sich nun schon ernsthaft, was ihr das Ganze bisher gebracht hat. Nach einer weiteren Woche besucht sie wieder ihren Hausarzt, der ihr den Befund erklärt und ihr auf Wunsch eine Kopie mitgibt.

Befundbericht:(Auszug)

Sehr geehrter Kollege,
vielen Dank für die freundliche Überweisung ihrer Patientin

Frau.........., die sich am xx.xx.xxxx in meiner Praxis vorstellte.

Anamnese:
Die Vorstellung der Patientin erfolgt zur Befundkontrolle. Patientin berichtet insgesamt über eine leichte Besserung der Beschwerden seitens der Wirbelsäule nach der KG bei noch rez. Schmerzen im Bereich der LWS mit gelegentlicher Ausstrahlung in die linke untere Extremität.

Befund:
Diskret linkscaudaler Schultertiefstand. Weitgehend Beckengeradstand. Diskreter Druckschmerz der Dornfortsätze im LWS Bereich. Mittlere Tonuserhöhung der Schultergürtelnackenmuskulatur.

Diagnose:

Deg. LWS Syndrom mit Wurzelirritation bei BS L5 / S1, segmentale Funktionsstörung L5 / S1 rechts. Lumbalsyndrom mit Wurzelirritation.

Schauen wie uns den Befund genauer an, stellen wir fest, dass beiläufig ein „Weitgehender Beckengeradestand“ diagnostiziert wurde. Als Therapie wurde eine manuelle Behandlung empfohlen und eine Neurologische Abklärung bzgl. der Wurzelkompression.

Zunächst wird Ulla an einen Neurologen überwiesen, der die Leitfähigkeit der Nerven überprüfen soll. Wie das nun mal öfters so ist, geht der nächste Termin erst in 2 Wochen.

Die Schmerztabletten sind mittlerweile ein treuer Begleiter von Ulla. Bis sie den Termin in der Neurologischen Praxis wahrnehmen kann, hat sich ihr Zustand glücklicherweise nicht verschlechtert. Es werden verschiedene Tests durchgeführt und der Neurologe kommt zu dem Ergebnis, dass die bei dem MRT festgestellten Wurzelirritationen, nur eine geringfügige Rolle bei dem Schmerzzustand spielen.

Der Hausarzt überweist nun Ulla an einen Physiotherapeuten, der die manuelle Therapie durchführt und nach mehreren Sitzungen, die sich über 8 Wochen hinziehen, das Becken gerade gemacht hat. Ulla ist jeweils nach den wöchentlichen Sitzungen nahezu schmerzfrei, nach einigen Tagen treten diese aber wieder diffus auf. Lange nicht so stark wie zu Beginn der Behandlung, aber sie sind noch „im Hintergrund“ spürbar. Damit kann Ulla gut leben, sie benötigt keine Schmerztabletten mehr und ist fast wieder voll einsatzfähig. Es vergehen Monate, sie betreibt das Nordic- Walking wieder regelmäßig, 2-3 mal die Woche. Auf einmal schleichen sich undefinierbare Schmerzen in ihrem linken Knie ein. Meistens nach dem Nordic- Walking, obwohl sie sich extra richtig gute Walkingschuhe gekauft hat. Sie probiert nun das Walking noch einige Wochen bis zur Winterpause, die Knieproblematik wird aber nicht besser. Vielleicht geht es ja nächstes Jahr im

Frühjahr wieder besser. Über den Winter hat sie sich für das Schwimmen entschieden, das soll ja auch gut sein und vor allem schont sie dadurch ihr schmerzhaftes Knie. Sie geht regelmäßig 2 mal die Woche schwimmen – 20 Bahnen ohne Pause im Schwimmerbecken. Am Beckenrand pausieren ist nicht drin, da fängt man sehr schnell an zu frieren. Die hohen Energiekosten haben die Schwimmbadbetreiber ebenfalls zu spüren bekommen, das Wasser ist recht frisch. Als sich das Frühjahr wieder ankündigt hat sie ca. 5 kg mehr auf den Rippen, für sie völlig unverständlich, sie hat doch nicht mehr gegessen und Sport getrieben.

Anmerkung: Eine Studie von Gwinep zeigte bereits 1987, dass vorher unsportliche Versuchspersonen, in einem 3 monatigem Sportprogramm mit Walking durchschnittlich etwa 8 kg abnahmen und mit Radfahren ca. 9 kg. Die Schwimmer nahmen 2,5 kg zu. Der Körper wird durch kaltes Wasser zum Aufbau von Unterhautfettgewebe angeregt.

Gwinep, G.: Weight loss without dietary restriction: Efficacy of different forms of aerobic exercise. Am J Sports Med, 15, 275-279 (1987)

Im Frühjahr beginnt Ulla wieder mit Ihrem Walkingprogramm und nach einiger Zeit treten erneut die Knieschmerzen auf. Dazu schleichen sich ebenfalls, zu den bereits vorhandenen mittleren Tonuserhöhungen der Schultergürtelnackenmuskulatur, Kopfschmerzen ein, die vom Nacken bis nach vorne an die Stirn ziehen. Zunächst geht sie unbeirrt ihrem Hobby weiter nach. Es kommt aber die Zeit, in dem die Kopfschmerzen zur Migräne und die Verspannungen immer schlimmer werden. Das Walking ist wegen der Knieschmerzen nicht mehr durchführbar. Wegen der mangelnden Bewegung und dem Übergewicht schleicht sich der Diabetes Typ 2 ein, der sogenannte Altersdiabetes, der meist mit Tabletten behandelt wird. Durch die starken Verspannungen der Nackenmuskulatur kann die Blutzufuhr zum Gehirn beeinträchtigt werden, dann kommt noch ein leicht erhöhter Blutdruck dazu, der ebenfalls mit Tabletten behandelt wird. So beginnt über Monate und Jahre eine

Karriere der Folgeerkrankungen durch symptombezogene Behandlungen. Durch Nebenwirkungen des erhöhten Tablettenkonsums erscheinen neue Symptome, die vermutlich dazu führen werden, dass sie in Zukunft eine Tablettenbox für eine Woche benötigt, wo alles fein säuberlich eingeräumt ist, damit ja nichts vergessen wird.

Ist es nicht makaber, dass lediglich eine nicht behandelte oder erkannte Beinlängendifferenz und der dazugehörige Hüftschiefstand als Ursprung für diesen Spießrutenlauf durch die Mühlen unseres Gesundheitssystems verantwortlich sein kann.

Der oben beschrieben Fall ist eine Mischung aus Informationen und Abläufen von vielen Patienten, zusammengefasst auf einen Fall. Sicherlich ist so eine Zusammenballung der Umstände eher selten, aber nicht ausgeschlossen.

Es hätte aber auch anders laufen können!

Spätestens nach dem Befundbericht hätte man durch manuelle Therapie nicht nur das Becken gerade machen, sondern ebenfalls die Beinlänge überprüfen können. Dort hätte man sicherlich eine Differenz festgestellt, nämlich eine erworbene Beinlängendifferenz, die nicht pathologisch ist und durch manuelle Techniken schmerzfrei behoben werden kann. Da dies nicht passierte, schlichen sich bei dem oben geschilderten fiktiven Fall später Knieschmerzen ein, verursacht durch die Fehlbelastungen des Bewegungsapparates. Die weiteren Probleme der verspannten Nackenmuskulatur, vermutlich verursacht durch eine Ausgleichshaltung des Oberkörpers und die Folge leicht verdrehter Wirbel, sind ebenfalls durch manuelle Therapie zu beheben. Nach der manuellen Therapie müssen unbedingt noch Übungen erklärt werden, die täglich in den ersten Wochen gemacht werden sollen. Für die Verspannungen noch ein paar Massagetermine und der Bewegungsapparat wäre vermutlich wieder intakt gewesen. Der folgende Teufelskreis durch

Tablettenkonsum und Bewegungsmangel wäre damit durchbrochen worden.

Das Gesundheitssystem, das von ca. 90 % der Bevölkerung mit seinen Beiträgen finanziert wird, wäre lange nicht so hoch belastet worden. Der Patientin wäre deutlich früher geholfen worden und die persönlichen gesundheitlichen Folgen wären ihr vermutlich erspart geblieben.

Warum geht das in den meisten Fällen nicht?

Der Patient musste früher nur die 10 Euro Praxisgebühr pro Quartal bezahlen, von evtl. Zuzahlungen für Medikamente mal abgesehen. Man verlässt sich auf die Aussagen der Ärzte und Therapeuten. Wenn man nun nicht zufällig jemanden kennt, der schon Erfahrungen mit der manuellen Therapie, wie sie in meiner und in vielen anderen Praxen angewendet wird, gemacht hat oder selbst zufällig darüber liest, hat man kaum eine Chance, diese Methode überhaupt kennen zu lernen.

Sollte man bereits eine Empfehlung erhalten haben, steht oft der finanzielle Aspekt im Vordergrund. Wenn ich schon in die Krankenkasse einzahle, will ich auch erst mal die Leistungen erhalten. Die helfen doch sicher auch. Meistens kommen die Patienten erst im letzten beschrieben Stadium des fiktiven Falles zum Heilpraktiker. Dort folgt dann eine ausführliche Erstanamnese und eine entsprechende Behandlung mit Folgebetreuung.

Die Frage, die ich mir persönlich immer wieder stelle, aber darauf bisher keine vernünftige Erklärung gefunden habe und die wahren Gründe nur vermuten kann, lautet:

Warum wird bei Problemen des Bewegungsapparates nicht
grundsätzlich erst einmal die Statik überprüft?

Das bedeutet, Beinlängendifferenzen, Hüftschiefstand, erworbene Skoliose oder Wirbelverdrehungen nach Möglichkeit in einer Sitzung beheben. Dann in einem Abstand von ca. 10 – 14 Tagen eine Erfolgskontrolle durchführen. Gegebenenfalls noch einmal behandeln. Wichtig ist natürlich hier die Einbindung des Patienten, ohne die eine Therapie auf Dauer nicht funktioniert. Die Selbstheilungskräfte werden immer noch extrem unterschätzt.

Diese Vorgehensweise beansprucht zunächst 2 Termine. Der erste dauert je nach Problemstellung 30 - 45 Minuten, der zweite als Kontrolltermin normalerweise deutlich weniger. Sollte keine Besserung erzielt werden, wurde keine wertvolle Zeit verloren und die Ursachen schon etwas eingegrenzt. Es besteht zeitgleich natürlich immer noch die Möglichkeit, weitere genauere Untersuchungsmethoden durchzuführen. Ein Differenzialblutbild zu erstellen, bildgebende Verfahren zu verwenden um andere Gründe für die Schmerzzustände zu suchen. In vielen Fällen könnte man durch diese Vorgehensweise die Leidensgeschichte der Patienten deutlich verkürzen und natürlich auch Kosten senken, selbst wenn die Gesetzlichen Krankenkassen die Kosten übernehmen würden.

Genügt die Schmerzbekämpfung?

Nun habe ich zufällig im Fernsehen einen Bericht über einen Herren gesehen, der zwar keine medizinische Ausbildung hat aber fleißig Patienten behandelt, und auch Ärzte (seine Frau ist Ärztin) und Heilpraktiker in dieser seiner Schmerztherapie ausbildet. Der Herr und seine Frau waren mir wohl bekannt, ich erhielt schon des öfteren Einlandungen per E-Mail zur Teilnahme an solch einer Ausbildung. Patienten sprachen über die Heilerfolge und ein Arzt fand die Behandlungsmethode auch sehr gut. Bei dieser Schmerztherapie ging es darum, bestimmte Punkte am Körper mit angepasstem Druck zu behandeln, damit sich die Muskulatur wieder entspannen kann und somit die Schmerzen verschwinden. Er hat dies auch wissenschaftlich erklärt und es ist auch plausibel. Diese Methode hat wohl sehr viel gemeinsam mit einer anderen Behandlungsmethode, sie gibt es schon lange, dem

Japanisches Heilströmen. Es ist auch lobenswert, Menschen von Ihren Schmerzen zu befreien, Ihnen Übungen mit an die Hand zu geben, damit dieser Zustand so bleibt. Aber hier stellt sich doch auch die Frage:
Warum ist die Muskulatur so stark verspannt, dass es zu massiven Bewegungseinschränkungen mit starker Schmerzsymptomatik kommen kann? Durch diese Behandlung wird zwar der Schmerz gelindert und durch regelmäßige Übungen kann dieser Zustand wohl auch gehalten werden. Die eigentliche Ursache der Verspannungen bleibt aber meist völlig im Dunkeln. Eine Patientin von ihm hatte Angst, im Rollstuhl zu landen, sie konnte nur noch an Krücken gehen. Er konnte sie erfolgreich behandeln, als sie aber dann zur Demonstration vor der Kamera lief, hatte sich zumindest nach meiner Auffassung, an dem Gang der Patientin, der schon leicht schief war, nichts verändert, sie war lediglich schmerzfrei, was ich hier allerdings auf keinen Fall abwertend meine.

Spinnen wir diese Geschichte doch einmal etwas weiter. Die Schmerzen sind weg, die Fehlstatik bleibt. Dies führt auf Dauer zu ungleichmäßigen Abnutzungserscheinungen in den Hüftgelenken, Kniegelenken oder auch der Wirbelkörper, folgende Gelenkentzündungen sind nicht auszuschließen. Sie wäre dann die längste Zeit schmerzfrei gewesen, bis die Schädigungen an den Knochen und Gelenken irreparabel werden. Vielleicht benötigt diese Patientin dann ein künstliches Hüft – oder Kniegelenk! Das kann es doch nicht sein.

Übertragen wir doch diese Vorgehensweise mal auf einen anderen Lebensbereich. Des deutschen liebstes Kind, das Auto. Stellen sie sich einmal vor, sie kaufen einen Gebrauchtwagen und stellen nach einigen hundert Kilometer fest, dass sich die Reifen total ungleichmäßig abnutzen. Dies deutet in der Regel auf eine verzogene Spur hin, eventuell sind die Radlager ebenfalls defekt. Da sie keine Lust haben, alle 2000 km neue Reifen aufziehen zu lassen, sucht man selbstverständlich eine Werkstatt auf, die den Schaden behebt und die Ursache beseitigt. Jetzt stellen sie sich weiter vor, diese Werkstatt wechselt nur die abgefahrenen Reifen und die

Radlager, behebt aber die eigentliche Ursache, die verzogene Spur, nicht.

Was würden sie von dieser Werkstatt halten?
Würden sie die noch einmal aufsuchen?

Hinzu kommt noch, dass für das Fahrzeug der beste Sprit am Ort getankt werden muss. Jetzt stellen sie sich mal weiter vor, sie tanken Diesel statt Super Plus, V Power, oder wie die ganzen Hightech- Verbrennungsstoffe mittlerweile genannt werden. Der Motor ist hinüber und der Wagen versagt seinen Dienst. Deshalb nur das Beste für unseren Verbrennungsmotor.

Apropos Verbrennungsmotor, ziehen wir eine Parallele zu unserem „Apparat". Was wir unserem Körper täglich an Nahrung und Flüssigkeit zuführen, ist der Brennstoff für unseren Motor - den Stoffwechsel - somit zu dem nächsten wichtigen Thema: Unsere Nahrung!
In den Fünfziger Jahren wurde für Lebensmittel ungefähr ein drittel des Nettoeinkommens für Lebensmittel ausgegeben. Heute werden nur noch ein Zehntel des Nettoeinkommens dafür aufgewendet. Die Qualität lässt leider oft zu Wünschen übrig und ist nicht halb so gut, wie das Benzin für unser Auto. Fertigprodukte haben in vielen Haushalten eine hohen Stellenwert erreicht, Fastfood gehört fast täglich dazu. Die Light- Getränke genauso wie irgendwelche Mixgetränke. Wir dürfen aber nicht vergessen, dass diese Nahrungsmittel die Lebensgrundlage für unseren Körper bedeuten. Aus diesen Lebensmitteln werden neue Zellen gebaut, egal, ob diese Lebensmittel qualitativ hoch- oder minderwertig sind. Andere Quellen hat unser Körper eben nicht. Wie sich dies wiederum auf die Leistungsfähigkeit bzw. Qualität der Zellen überträgt, bleibt der eigenen Fantasie überlassen. Suchen wir wieder den Vergleich zum Auto, hier sieht jeder auf dem ersten Blick, dass die Baustoffe qualitativ oft weit auseinander liegen. Ein entscheidenden Nachteil hat unser Körper gegenüber dem Auto. Das Auto versagt seinen Dienst sofort, wenn etwas mit dem Treibstoff oder der Technik nicht stimmt. Unser Körper ist sehr leidensfähig und

versucht, so lange wie möglich die Funktionen so gut wie möglich aufrecht zu erhalten. Erst wenn die Abfalllager voll und die Versorgungswege eingeengt oder zu sind, machen sich erste Funktionsstörungen bemerkbar. Dann fordert der jahrelange Raubbau seinen Tribut und es kommt vielleicht zu dem sogenannten essentiellen Bluthochdruck, um nur eine Erkrankung zu nennen. Unser „einziger" Körper reagiert dann im wahrsten Sinne des Wortes „sauer".

Wie verhält sich das Ganze nun mit uns und unserem Körper?
Legen wir auf unser Fahrzeug mehr Wert als auf unsere Gesundheit?

Sicher nicht, uns fehlen lediglich die richtigen Informationen, die uns zu einer vernünftigen Entscheidung bringen können oder anders gesagt, die Informationen, die wir durch die Medien bekommen, sind oft so verführerisch, bequem und einfach, dass wir oft nicht anders reagieren können oder wollen. Dazu müssten viele Leute kritischer gegenüber den gelieferten Informationen werden. Mit dem eigenen Auto kennen sich die meisten Menschen besser aus als mit Ihrem eigenen Körper.

Welche Rolle spielen die Medien?
Eine weite wichtige Rolle spielt unsere Medienlandschaft. In der Werbung wird uns immer das Tollste und Beste präsentiert, für den Darm ein Getränk mit neu erfundenen, rotierenden bakteriellen Kulturen, welche die Verdauung regulieren. Ein neues Blutdruckmittel, ein neues Kopfschmerzmittel, ein Mittel gegen Blähungen, ein Mittelchen zur Nahrungsergänzung und und und..... . Was für ein Fazit wird daraus meist gezogen? Ich nehme die angepriesenen Produkte und dann muss ich nicht mehr so sehr auf die Ernährung achten. Es werden Diäten empfohlen, sogenannte Fitnessprogramme entwickelt und Medikamente angepriesen.

Wir unterliegen alle einer extrem großen Informationsüberflutung, die es uns fast unmöglich macht, noch richtige Entscheidungen zu finden. Was macht man also im Zeitalter von Smartphone, PC und Internet, wenn bestimmte Informationen benötigt werden, man „Googelt“. Meist landet man dann auf der Startseite von irgendeinem Forum oder bei Wikipedia. Die Infos, die dort zu finden sind, können von jedermann kommentiert und veröffentlicht werden. Ob sie einen fundierten Hintergrund haben, bleibt offen, aber wie oft hört man, ich habe das im Internet gelesen. Manche selbsternannten Spezialisten bringen es sogar fertig, mit einer selbst gestellten und mit Ausdrucken untermauerten Diagnose ihren Arzt oder Heilpraktiker aufzusuchen, um nur noch das passende Medikament oder die passende Behandlung zu erhalten. Kein Wunder, wenn da manchem Mediziner der Kragen platzt - wenn das so einfach wäre! Doch Glück, wer damit noch zum Mediziner geht, der dann den Diagnoseirrtum beheben kann. Schlechter sind die Schlaumeier dran, die damit gleich zur Apotheke rennen und sich ein apothekenpflichtiges Medikament für ihre „Krankheit“ besorgen. Vielleicht haben sie dann noch Glück, weil sie in eine normale Apotheke gehen und eine/n kompetente/n ApothekerIn oder PTA antreffen, die etwas genauer nachfragen. Nutzen sie eine Internetapotheke, könnte es etwas anders aussehen. Das Problem in unserer heutigen Zeit, ist das rasante Tempo. Das persönliche Ziel von jedem sollte eine gewisse „Entschleunigung“ sein, bewusst Tempo rausnehmen, es darf einem mal wieder etwas langweilig werden, dadurch wird man kreativ und denkt nach.

Greifen wir die Macht der Medien anhand der „Schweinegrippe“ erneut auf.
Die WHO hatte diese Grippe zur Pandemie erklärt, was bedeutet, dass diese bereits weltweit aufgetreten ist und sich auch weiter ausbreiten wird. Im Radio, im Fernsehen, in Zeitungen und im Internet wurde über jede Ansteckung und jeden Todesfall berichtet. Was aber nur sehr selten erwähnt wurde ist, dass die Todesopfer meist schon körperlich geschwächt waren und eine andere Erkrankung hatten. Die meldepflichtige Erkrankung Influenza hatte 2003 zur Folge, dass fast 8500 Menschen daran verstorben sind. 2008 gab es knapp 19000 gemeldete Influenza-Fälle. Wo waren denn die sensationellen Berichte darüber? Hierüber findet man nach ausgiebiger Recherche Informationen im Internet, als sichere Quelle dient das Robert-Koch-Institut, bequem via Internet zu erreichen. Über die Schweinegrippe

oder auch die Vogelgrippe wurde in der Presse sensationslüsternd berichtet und Panik verbreitet Hier stellt sich die Frage, ob da nicht ein Mittel seine Krankheit gesucht hat? Sicherlich gibt die Pharmaindustrie Unmengen an Geld in der Werbung aus, aber dass deswegen die Berichterstattung zugunsten der genannten Industrie positiv ausfällt – niemals.
Ein Schelm der Böses dabei denkt!

Noch ein Satz zur WHO. Die Vorgehensweise mit den verschiedenen Risikostufen einer Erkrankung ist absolut korrekt, wie sich 2003 bei SARS, sie erinnern sich vielleicht, gezeigt hat. Der einzige Fall dieser wirklich gefährlichen Erkrankung in Deutschland, die Lungenbläschen befällt und zerstört, wurde von einem Flugzeug aus gemeldet, das in Frankfurt landen wollte. Es wurde eine spezielle Seuchenbekämpfungstruppe dorthin kommandiert, der erkrankte Patient isoliert und die restlichen Passagiere für 4 Tage in Quarantäne genommen. Der Patient überlebte die Erkrankung auch. Es gab in Deutschland keine weiteren SARS Fälle.

Zurück zu unserer Medienlandschaft. Jeder will „Die Schlagzeile“ ergattern – koste es, was es wolle! Und sei es nur ein Vogel der einem Passanten auf den Kopf geschissen hat oder ein Schwein, das seinen Schlachter noch einmal kurz anhustete, bevor es den Bolzenschussapparat zu spüren bekommen hat.

Ein Beispiel, wie so etwas funktionieren kann, habe ich am eigene Leib erlebt. Ein Sonntagsspaziergang mit Familie. Wir gehen an einem Lagerort für unsere „Regionale Bildzeitung“ vorbei. Auf der Titelseite als sogenannter „Eye Catcher“ steht in großen Buchstaben: „Busunglück, 50 Schwerverletzte“. Es ging vielen Passanten genauso, die diese Überschrift, quasi im vorbei gehen, gelesen haben. Hoffentlich kenne ich niemand davon, oje oje, was ist da passiert? Wenn man dann genauer liest, die Zeitung in die Hand nimmt und auf die volle Größe öffnet, klärt sich das ganze wieder auf. Dort steht dann das Kleingedruckte, auf der nach unten liegenden umgeklappten Seite, ...zum Glück war es nur eine Feuerwehrübung.

Dies Macht ist sehr wertvoll und sollte von gewissenhaften Personen bedacht eingesetzt werden, was aber in Zeiten von Profitgier (Mister Madoff lässt grüßen), Aktienkursen, Globalisierung und weltweiten Verpflichtungen bzw. Verstrickungen nicht mehr so ganz gewährleistet ist.

Der Naturheilkundliche Ansatz der Manuellen Therapie

Verfahren der Manuelle Therapie, eine Beschreibung!

Der Begriff Manuelle Therapie umschreibt alle Verfahren, die dem Auffinden und Behandeln von Funktionsstörungen am Haltungs- und Bewegungsapparat dienen, hier besonders die Wirbelsäule und die Extremitätengelenke. Manuelle Therapien werden mit den Händen, ohne technische Geräte ausgeführt und sowohl von Ärzten, Heilpraktikern, Physiotherapeuten und Masseuren angewendet.

Bereits um 3000 v.Chr., so geht es aus ägyptischen Überlieferungen hervor, wurden an der Wirbelsäule unter vertikalem Zug Handgriffe vorgenommen. Ähnliche Beschreibungen sind auch aus Ostindien bekannt. Auch Hippokrates nutzte manualtherapeutische Techniken v.a. Zug- und Hebeltechniken, um Wirbelsäulenverkrümmungen zu behandeln. Im Mittelalter wurde die Technik des Bärenlaufens (Tanzbären liefen in den Vorstellungspausen über den Rücken der Patienten, um die Wirbelkörper hoffentlich wieder einzurenken) als Behandlungsform gewählt. In der Volksheilkunde gaben „Gliedersetzer" und „Ziehleut" ihr Wissen von einer zur anderen Generation weiter.
Im 19. Jahrhundert entwickelten sich in den USA innerhalb der manuellen Medizin zwei unterschiedliche Ansätze, die Osteopathie und die Chiropraktik.

Die Chiropraktik

Schauen wir uns zunächst die Chiropraktik etwas näher an. Sie befasst sich ausschließlich mit der Wirbelsäule und dem Becken. Die Chiropraktik geht auf

Daniel David Palmer (1845 – 1913) zurück, ein Magnethopath und Gemischtwarenhändler, der durch Einrenken der Halswirbelsäule einen Hausmeister von seinen verletzungsbedingten Schwerhörigkeit befreit hatte. Er gründete 1896 „The Palmer College of Chiropractic“ und systematisierte mit seinem Sohn Bartlett Joshua Palmer (1881-1961) die Chiropraktik zu einer wirksamen Therapieform. Palmers chiropraktisches Behandlungskonzept beruhte auf der Annahme, dass durch Verschicbungen der Wirbel gegeneinander Nerveneinengungen zustande kommen, die dann verschiedenste Krankheiten auslösen können. Die Behebung der Verschiebungen war auch gleichzeitig die Therapie. Nach Ansicht vieler Osteopathen läuft diese rein mechanische Sicht Gefahr, die ganzheitlichen Zusammenhänge zu vergessen. Denn es gilt nicht nur, den mechanischen Apparat wieder herzustellen sondern auch, die Ursache der Fehlstellungen zu beseitigen.

So beschreibt der Pschyrembel, das „Klinische Wörterbuch“, die Chiropraktik:

„Sie ist eine schulmedizinisch anerkannte, auf Handgrifftechniken beruhende Heilmethode zum Einrichten von durch Verschiebungen der Wirbel gegeneinander entstandenen Einklemmungen im Zwischenwirbelbereich. Die Methode ist nicht ungefährlich und kann unter Umständen zu einer Lähmung führen.“

Die Orthopädie

Ein weiterer Bereich ist die Orthopädie. Hier habe ich des öfteren erlebt, dass eine Beinlängendifferenz mit Ausgleichseinlagen behoben wird, obwohl kein pathologischer Befund vorhanden ist wie z.B. ein falsch zusammengewachsener Knochenbruch im Ober- oder Unterschenkelbereich. Da die Einlage natürlich unter das kürzere Bein kommt, wird die Problematik nicht verbessert. Das längere Bein führt ursächlich zu weiteren Problemen der Statik und zu späteren Folgeerkrankungen in Gelenken.

Die Osteopathie und die Dorn Methode

Nun gibt es noch die Osteopathie. Die Osteopathie wurde durch den amerikanischen Arzt Andrew Taylor Still (1828-1917) in der letzten Hälfte des 19.Jahrhunderts begründet. Still, mit den Ergebnissen und der Arbeitsweise der zeitgenössischen Medizin nicht mehr zufrieden, stellte die selbstregulierenden Kräfte der Natur in den Mittelpunkt der Osteopathie und formulierte vier Grundprinzipien.

1.) Der menschliche Körper funktioniert als Einheit
2.) Der Körper verfügt über einen selbstheilenden Mechanismus
3.) Struktur und Funktion stehen in Wechselbeziehung zueinander
4.) Abnormer Druck oder eine Spannung in einem Teilbereich des Körpers produzieren wiederum abnormen Druck und Spannungsphänomene in einem anderen Teilbereich des Körpers.

Seinen Beobachtungen zufolge war durch Krankheit immer auch das betroffene Gewebe in seiner Beweglichkeit eingeschränkt. Diese Beweglichkeit wollte Still wieder herstellen, da sie für ihn ein wesentliches Prinzip des Lebens darstellte. Da hierdurch gleichzeitig die arterielle Durchblutung gefördert und der venöse und lymphatische Abtransport verbessert werden, werden auch die Selbstheilungskräfte angeregt.

Die Basis der Osteopathie beruht auf dem gesamten Skelett, den Inneren Organen und der Cranio Sacralen Therapie. Diese Therapieform kommt der Dorn Methode schon sehr nahe, indem der Mensch als „Gesamtes" gesehen wird. Für alle Techniken muss man eine langjährige Ausbildung absolvieren.

Hier liegt vermutlich auch das Problem, wieso die Dorn Methode immer wieder angefeindet wird. Die Methode Dorn hat Selbsthilfeübungen integriert, die jeder anwenden kann, falls sich plötzlich Probleme vom Bewegungsapparat einstellen sollten. Des weiteren wollte Dieter Dorn die Methode so verbreiten, dass jeder jedem helfen kann. Die Techniken kann man in relativ kurzer Zeit erlernen, verfeinert werden diese aber in der Praxis, in Kombination mit den Erfahrungen, die der

Behandler in seiner Praxis macht. Sie ist eine wertvolle, aber nicht ausschließliche Behandlungsmethode für den Bewegungsapparat.

Wenn Laien sich damit gegenseitig helfen können, ist das sicher nicht schlecht, aber handelt es sich bei den Problemen dann doch um eine andere Ursache, als die Statik, kommt man nicht umher einen Arzt oder Heilpraktiker aufzusuchen, um eine gesicherte Diagnose zu erhalten. Ich gebe auch jedem Patient die Selbsthilfeübungen mit an die Hand, um gegen die verspannte Muskulatur ankämpfen zu können. Ich kann zwar die Statik in Ordnung bringen, damit diese aber so bleibt, bedarf es der Mithilfe des Patienten. Wenn die Übungen nicht gemacht werden, begibt sich der Körper mit der Zeit wieder in die Ausgangsposition der Fehlstatik zurück.

Jeder Patient, der den Vergleich zur Methode Dorn hat, stellt fest, dass diese Methode nicht zu Unrecht, sanfte Wirbeltherapie genannt wird. Womöglich könnten Vorurteile darauf beruhen, dass Herr Dorn kein Mediziner war, sondern ein Sägewerksbesitzer im Allgäu, der einen kleinen Bauernhof bewirtschaftete. Wobei er hier schon eine Gemeinsamkeit mit Herrn Daniel David Palmer und der Chiropraktik hat, Herr Palmer war eigentlich auch nicht vom „Fach". Dieter Dorn hatte die Techniken von einem sogenannten „Einrenker" erlernt. Früher sagte man, sind diese über das Land gezogen und haben das Dienstpersonal sowie auch das Vieh wieder eingerenkt. Da der „Einrenker" Namens Josef Müller, Schloss-Bauer in seinem Ort, nicht lange nach dem Dieter Dorn die Behandlungsmethode von Ihm kennen gelernt hat, verstorben ist, hat er die Techniken verfeinert und die Selbsthilfeübungen entwickelt. Deren Ursprung liegt wohl in der Schweiz. Mir wurde aber schon berichtet, dass es so etwas ähnliches auch in Norddeutschland gibt. Dort nennt man sie „Knochenbrecher". Über die Geschichte der Dorn Methode gibt es einige Bücher, deshalb werde ich hier jetzt nicht näher darauf eingehen.

Als Heilpraktiker ist es natürlich meine Pflicht, zu überprüfen, ob tatsächlich ein Problem der Statik vorliegt oder ob der Rückenschmerz doch von einer anderen

Erkrankung kommt. Leider gibt es auch hier negative Beispiele, wo Kompetenzen überschritten worden sind, das Wohl der Patienten auf' s Spiel gesetzt wurde und dann in den Medien wochenlange Berichterstattungen zur Folge hatten.

Störung der Meridiane durch Blockaden

Unsere westliche Medizin

In unserer westliche Medizin steht im Zentrum des Interesse der materielle Körper und das Zusammenspiel seiner verschiedenen Funktionen. Seit ca. 1300 Jahren erforschen wir die Materie, die Funktionen und Abläufe, im optisch sichtbaren Bereich. Der Geist, die Seele, der Bewusstseinszustand, wie man ihn zum Beispiel in tiefer Meditation erreicht, bleibt weitgehend unerforscht. Der westlichen Medizin verdanken wir unter anderem die enormen technischen Fortschritte in den bildgebenden Verfahren, die uns Einblicke verschaffen, von denen man vor Jahrzehnten nur zu träumen gewagt hat. Durch diese Einblicke verstand man auf einmal auch die „Maschine Körper" besser. Sollten Störungen dieser Maschine auftreten, wird das fehlerhafte Teil meist schnell lokalisiert und behandelt oder gegebenenfalls ausgetauscht. Diese Arbeit übernehmen dann die Fachärzte wie z.B. die Herzspezialisten oder die Chirurgie für die Endoprothesen wie z.B. künstliches Hüft – oder Kniegelenk.

Die Traditionelle Chinesische Medizin

kurz TCM genannt, vertritt eine erweiterte Denkweise. Der Buddhismus beschäftigt sich seit über 2500 Jahren mit dem Geist. Sie können davon ausgehen, dass der Buddhismus in der Erforschung des Geistes mindestens genauso weit ist, wie wir mit unserer Erforschung der Materie, wenn nicht sogar weiter, wie uns die Shaolin Mönche oft eindrucksvoll beweisen. So gibt es über 20 Begriffe für verschiedene Bewusstseinszustände der unterschiedlichsten Art. Die TCM vertritt die Auffassung, dass es außer dem materiellen Körper noch den energetischen Körper gibt, ohne den der materielle Körper nicht existieren kann. Dieser materielle Körper ist mit

Energiebahnen durchzogen, den sogenannten Meridiane. Sollte nun einer dieser Meridiane blockiert und somit kein ungehinderter Energiefluss mehr möglich sein, treten Störungsbilder in den verschiedensten Formen auf. Der materielle Körper gerät aus dem Gleichgewicht und kann nicht mehr richtig funktionieren. Diese Blockaden im Energiefluss können durch Manipulation der Körperoberfläche aufgelöst werden. Hierzu zählt die Akupunktur, die Akupressur, die vorher erwähnten Techniken und die Dorn Methode. Gerade dann, wenn sich Wirbel verdrehen, können sie die Spinalnerven, die unmittelbar an den Wirbelkörper austreten, komprimieren und so ebenfalls zu den verschiedensten Beschwerdebildern führen.
In unserer westlichen Medizin steht die Struktur der Organe im Mittelpunkt. In der TCM hat dies kaum eine Bedeutung. Statt dessen wird viel darüber gelehrt, welche Rolle das Organ im gesamten dynamischen Prozess des Körpers spielt. Eine Erkrankung wird als Disharmonie in diesem Prozess gesehen, die wieder zur Harmonie werden muss. Es stellt zunächst keinen Maschinenschaden dar, weswegen das defekte Teil ausgetauscht werden muss. Es wird ein Grund gesucht, wieso diese Störung aufgetreten ist. Welcher Meridian bzw. welche Energieleitung ist gestört?

Es existieren zwölf Hauptmeridiane, die bestimmten Organen bzw. Organsystemen zugeordnet werden und auch deren Namen tragen. Diese Organsysteme werden noch einmal in tiefer im Körper liegende Yin und Yang Organe unterteilt. Jedes Yin Organ bildet mit dem entsprechenden Yang Organ ein Paar. Jedem Paar ist außerdem noch eine bestimmte Emotion zugeordnet. Diese Emotionen sollen im Gleichgewicht bleiben. Übermäßige Freude ist ebenso schädlich wie übermäßiger Kummer. Ziel der TCM ist es, das harmonische Zusammenspiel dieser Emotionen wieder herzustellen, da eine Disharmonie früher oder später zu Krankheiten führt.

Die Zwölf Hauptmeridiane mit den dazugehörigen Emotionen:

Yin Organ Herz und Yang Organ Dünndarm stehen für Freude

Yin Organ Lunge und Yang Organ Dickdarm stehen für Traurigkeit und Kummer

Yin Organ Milz und Yang Organ Magen stehen für Schwermut

Yin Organ Leber und Yang Organ Gallenblase stehen für Wut und Aggression

Yin Organ Nieren und Yang Organ Blase stehen für Angst und Furcht

Yin Organ Herzbeutel und Yang Organ Dreifacher Erwärmer stehen für Freude und Liebesfähigkeit

Die folgende Tabelle zeigt, welche Wirbel den zwölf Hauptmeridianen oder Organsystemen zugeordnet werden können.

2. Brustwirbel	Herzmeridian und den Herzbeutel- oder Perikardmeridian
3. Brustwirbel	Lungenmeridian
4. Brustwirbel	Gallenblasenmeridian
5. Brustwirbel	Lebermeridian
6. Brustwirbel	Magenmeridian
8. Brustwirbel	Milzmeridian
10. und 11. Brustwirbel	Nierenmeridian
12. Brustwirbel	Dünndarmmeridian und Dreifacher Erwärmer-Meridian
1. Lendenwirbel	Dickdarmmeridian
3. Lendenwirbel	Blasenmeridian

Wie bereits erwähnt, betrachtet die TCM die Organe und Meridiane unter dem Aspekt des gesamten dynamischen Zusammenspiels im Körper.

Durch Blockaden der Spinalnerven werden Energieflüsse blockiert oder erschwert und dadurch kann man verschieden Symptome am Körper beobachten. Sowohl körperliche als auch emotionale Beschwerden können sich durch solche Fehlstellungen ergeben.
Die folgenden Beschreibungen sollen aufzeigen, welche körperlichen und emotionalen Beschwerden durch die einzelnen Wirbelkörper und deren Fehlstellungen beobachtet worden sind. Das alle Beschwerden gleichzeitig zu beobachten sind, ist eher unwahrscheinlich. Als Behandler ist es eher unsere Aufgabe, die Gesamtheit zu erfassen und zu erkennen, wie die Symptomatik, sowohl körperlich als auch geistig mit den Fehlstellungen zusammenhängen kann.

Mögliche körperliche Beschwerden:
(Quelle: Lehrtafel Wirbelsäule des Rüdiger Anatomie Verlages Berlin)

Beginnen wir mit dem ersten Halswirbel, C 1 oder auch Atlas Wirbel genannt:

Er kann für Kopfschmerzen, Bluthochdruck, Migräne, Gedächtnisschwund, chronische Müdigkeit, Schwindel, halbseitige Lähmungen durch ungleichmäßige Durchblutung der Gehirnhälften verantwortlich sein.

Zweiter Halswirbel, C 2 oder auch Axis genannt:

Beobachtet wurden Taubheit, Nebenhöhlenbeschwerden, Augenleiden und Ohrenschmerzen

Dritter Halswirbel, C 3:

Gesichts- Nerven- Schmerzen, Pickel, Akne, Ohrensausen, Zahnschmerzen, schlechte Zähne, Karies, Zahnbluten, Neuralgien und Tinnitus (Ohrgeräusche)

Vierter Halswirbel, C 4:

Dauerschnupfen, Gehörverlust, aufgeplatzte Lippen, verkrampfte Lippenmuskeln, Polypen, Katarrh

Fünfter Halswirbel, C 5:

Heiserkeit, Halsschmerzen, chronische Erkältung, Kehlkopfentzündungen

Sechster Halswirbel, C 6:

Mandelentzündung, Krupp, steifes Genick, Oberarmschmerzen, Keuchhusten, Kropf

Siebter Halswirbel, C 7 oder Prominenz

Schilddrüsenerkrankungen, Erkältung, Schleimbeutel-Erkrankungen in der Schulter, Depressionen, Ängste

Erster Brustwirbel, Th 1:

Schulterschmerzen, Nackenverkrampfungen, Schmerzen in Unterarm und Hand, Sehnenscheidenentzündung im Unterarm, Tennisarm, pelziges Gefühl in den Fingern

Zweiter Brustwirbel, Th 2:

Herzbeschwerden, Rhythmusstörungen, Ängste, Schmerzen im Brustbein

Dritter Brustwirbel, Th 3:

Bronchitis, Grippe, Rippenfellentzündung, Lungenentzündung, Husten, Atembeschwerden, Störungen im Brustbereich, Asthma

Vierter Brustwirbel, Th 4:

Gallenleiden, Gallensteine, Gelbsucht, seitliche Kopfschmerzen (vom Gallenmeridian)

Fünfter Brustwirbel, Th 5:

Leberstörungen, niedriger Blutdruck, Blutarmut, Müdigkeit, Gürtelrose, Kreislaufschwäche, Arthritis

Sechster Brustwirbel, Th 6:

Magenbeschwerden, Verdauungsstörungen, Sodbrennen, Diabetes

Siebter Brustwirbel, Th 7:

Zwölffingerdarm- Geschwüre, Magenbeschwerden, Schluckauf, Störungen des Wirbels über längere Zeit: Vitaminmangel, Schwächegefühl

Achter Brustwirbel, Th 8:

Milzprobleme und Abwehrschwäche

Neunter Brustwirbel, Th 9:

Allergien und Nesselausschläge

Zehnter Brustwirbel, Th 10:

Nieren-Probleme, Salz kann nicht raus, Arterienverkalkung, chronische Müdigkeit

Elfter Brustwirbel, Th 11:

Hauterkrankungen wie Akne, Pickel, Ekzeme, Furunkel, rauhe Haut, Schuppenflechte (viel trinken)

Zwölfter Brustwirbel, Th 12:

Dünndarmprobleme, Blähungen, Rheuma, Wachstumsstörungen, Unfruchtbarkeit

Erster Lendenwirbel, L 1:

Dickdarmstörungen, Darmdurchblutungsstörungen, Verstopfungen, Durchfall usw., Darmträgheit

Zweiter Lendenwirbel, L 2:

Blinddarmprobleme, Krämpfe im Bauch, Übersäuerung, Krampfadern

Dritter Lendenwirbel, L 3:

Schwangerschaftsstörungen, Menstruationsbeschwerden, Wechseljahrsprobleme, Blasenleiden, Knieschmerzen – häufig mit der Blase zusammen, Impotenz, Bettnässen

Vierter Lendenwirbel, L 4:

Ischias, Hexenschuß, Prostatastörungen, schmerzhaftes oder häufiges Harnlassen

Fünfter Lendenwirbel. L 5:

Durchblutungsstörungen der Unterschenkel und Füße, kalte Füße, Wadenkrämpfe, Schwellungen der Füße und Beine

Kreuzbein:

Ischias, Unterleibsprobleme, chronische Verstopfung, Schmerzen in Beinen und Füßen

Steißbein:

Hämorrhoiden, Afterjucken, Schmerzen beim Sitzen

Diese Auflistung sollte sie als Leser nun aber nicht dazu verleiten, dass sie bei massiven gesundheitlichen Problemen wie z.B. bei Atemproblemen, Herzbeschwerden oder gar einer Lungenentzündung zunächst einen Therapeuten aufsuchen, der die Wirbelkörper auf Fehlstellungen überprüft. Dann steht vielleicht im Nachruf: „Die Wirbelkörper waren perfekt ausgerichtet, aber unseren Herrgott hat das nicht interessiert“. Hier ist eine schulmedizinische Abklärung dringend anzuraten. Es bedeutet viel mehr, wenn bereits schulmedizinisch alles abgeklärt ist und die Ursache der Beschwerden nicht zu finden war, es keine Lebensgefahr mehr bedeutet, eine Möglichkeit aufzuzeigen, wo der Ursprung der Beschwerden sein könnte.

Um ihnen den Gedankengang noch etwas näher zu bringen, möchte ich ihnen ein Beispiel aufzeigen. Ich kenne eine PTA in einer seit Jahrzehnten homöopathisch stark engagierten Apotheke. Sie befasst sich berufsbedingt seit über 25 Jahren mit Homöopathie und Phytotherapie und die Apotheke ist erste Adresse für alle, die nur ansatzweise etwas mit Naturheilkunde zu tun haben. Folgende Begebenheit ist wirklich passiert:

Eine Mutter kommt mit ihrem Sohn in die Apotheke und fragt sie, ob es eine homöopathische Möglichkeit gibt, etwas gegen eine Mandelentzündung zu tun. Ach ja, und dieses Rezept will sie auch noch abgeben und das Mittel trotzdem mitnehmen. Auf Nachfragen erzählt die Frau, dass ihr Sohn seit Tagen schon starke Halsschmerzen hat, gestern Abend ist dann noch Fieber und Schüttelfrost dazu gekommen. Dies hat sie veranlasst dann doch zum Arzt zu gehen. Der Arzt hat eine Angina tonsillaris diagnostiziert, umgangssprachlich eine Mandelentzündung, und hat ein Antibiotikum verordnet. Nun möchte die Dame ihrem Sohn nicht gleich Antibiotika geben, weil das ja nicht so gut wäre, hat sie gehört.

Nun sollte man wissen, dass die Mandelentzündung zu lebensbedrohlichen Komplikationen führen kann, wie zu einer Sepsis oder einem Abszess. Da die Mandelentzündung meist durch Streptokokken, seltener durch Pneumokokken oder Staphylokokken, verursacht wird, besteht die Gefahr das sich eine Zweiterkrankung aufsetzt wie z.B. rheumatisches Fieber oder eine Glomerulonephritis (Entzündung der Nieren mit Schädigung der Nierenkörperchen). Eine Streuung der Erreger kann ebenfalls zu einer Endokarditis (bakterielle Entzündung der Herzinnenhaut mit drohender Zerstörung der Herzklappen), zu einer Myokarditis (akute oder chronische Entzündung der Muskelschicht des Herzens) oder zu einer Perikarditis (eine Herzbeutelentzündung) führen. Hier sollte man eine Risiko – Nutzenabwägung durchführen und genau überlegen, ob man sein Kind solchen Risiken freiwillig aussetzten möchte. Ich meine, das Risiko ist zu groß, gerade bei der bereits oben beschriebenen Symptomatik mit Fieber und Schüttelfrost. Ich persönlich würde meinem Kind ein Antibiotikum geben und nach Abklingen der Erkrankung einen Aufbau der Darmflora unterstützen. Dies ist meiner Meinung nach der vernünftigere Weg mit deutlich geringeren Risiken für das Kind.

Die besagte PTA versuchte nun die Dame zu überzeugen, nicht ganz auf Antibiotika zu verzichten. Sie hat ihr ein homöopathisches Mittel empfohlen und sie noch einmal eindringlich darauf aufmerksam gemacht, dass sich der Arzt schon etwas dabei gedacht haben könnte, ein Antibiotikum zu verschreiben. Sie fügte hinzu, sollte das Fieber wieder steigen und sich die Symptome verschlimmern, sofort mit Antibiotika einzugreifen und nach Abklingen der Erkrankung mit der Darmsanierung zu beginnen. Die Dame hatte dies dann doch in Erwägung gezogen und zu dem homöopathischen Mittel noch das Antibiotikum mit nach Hause genommen. Einige Tage später kam die Dame erneut in die Apotheke, bedankte sich für die Beratung und kaufte einige Mittel zur Darmsanierung für Ihren Sohn. Sie erzählte, dass sie in der gleichen Nacht noch das Antibiotikum geben musste, weil das Fieber über 40 Grad gestiegen ist und sie nun so schnell wie möglich mit der Darmsanierung beginnen möchte. Der Sohn befindet sich auf dem Weg der Besserung und kann auch bald wieder in den Kindergarten gehen.

Hier an diesem Beispiel zeigt sich noch einmal, wie sich die Schulmedizin und die Naturheilkunde gegenseitig ergänzen können. Voraussetzung ist natürlich, dass man an kompetente Ansprechpartner gelangt. Diese kompetenten Ansprechpartner zu finden, wird immer schwieriger, gerade in Zeiten von Internetapotheken oder Discountern, die meinen, in das Geschäft der Apotheken einsteigen zu müssen. Nicht auszudenken, wenn diese Frau ihrem ursprünglichen Wunsch nachgegangen wäre und auf Antibiotika verzichtet hätte, weil eine Nachbarin eine kennt, die eine kennt die das auch schon so gemacht hat. Oder drücken wir es mal anders aus - „Gefährliches Halbwissen“!

Mögliche innere Probleme:

(Quelle: Lehrtafel Wirbelsäule des Rüdiger Anatomie Verlages Berlin)

Erster Halswirbel, C 1 oder auch Atlas Wirbel genannt:

Mögliche innere Probleme mit dem Kronen Chakra, fehlende „Übersicht“, Probleme mit dem Schöpfer, will alles mit dem Kopf erfassen

Zweiter Halswirbel, C 2 oder auch Axis genannt:

Stirn Chakra, fehlende „Weitsicht“, will nicht hinsehen oder überfordert den Sehsinn

Dritter Halswirbel, C 3:

Will nicht zuhören, keinen festen Standpunkt, schwankend, verliert den Halt, Schuldgefühle

Vierter Halswirbel, C 4:

Will nicht zuhören, keinen festen Standpunkt, schwankend, verliert den Halt, Schuldgefühle

Fünfter Halswirbel, C 5:

Hals Chakra, kann nicht gut reden, kann sich nicht durchbeißen, hat einen Klos im Hals

Sechster Halswirbel, C 6:

Hals Chakra, kann nicht gut reden, kann sich nicht durchbeißen, hat einen Klos im Hals

Siebter Halswirbel, C 7 oder Prominenz

Lässt sich demütigen, fühlt sich unterdrückt, leidet still, wehrt sich nicht

Erster Brustwirbel, Th 1:

Überlastet sich gerne, Schultern tragen viel, macht alles selbst, kein Vertrauen

Zweiter Brustwirbel, Th 2:

Herz Chakra, kann nicht liebevoll sein, verschließt sein Herz, hartherzig freudlos, kann sich nur schwer freuen

Dritter Brustwirbel, Th 3:

Will nichts für sich, stellt sich zurück, will nicht durchatmen, keine eigene Meinung

Vierter Brustwirbel, Th 4:

Innere Wut, lässt nicht raus, zielstrebig, verbittert, hart zu sich selbst

Fünfter Brustwirbel, Th 5:

Sorge um andere, Probleme mit dem „inneren Kind“, vernachlässigt eigene vitale Interessen, immer traurig, weint viel

Sechster Brustwirbel, Th 6:

„Schluckt“ viel, lässt nichts raus, inneres Aufbäumen,
verliert sich in Süchte wie z.B. Essen und Trinken

Siebter Brustwirbel, Th 7:

„Schluckt“ viel, lässt nichts raus, inneres Aufbäumen, verliert sich in Süchte wie z.B. Essen und Trinken

Achter Brustwirbel, Th 8:

Energie Chakra, macht sich Sorgen, starr, lässt den Fluss des Lebens nicht zu

Neunter Brustwirbel, Th 9:

Unterdrückt die eigene Aggressivität, macht Vorwürfen, wird allergisch

Zehnter Brustwirbel, Th 10:

Partnerschaftsprobleme mit Eltern, Ehepartner, Kinder, Kollegen, Nachbar, Mitmenschen........

Elfter Brustwirbel, Th 11:

Kontaktprobleme, Unsicherheit, sieht immer die eigenen Schwächen, Ängstlich, Beziehungsängste

Zwölfter Brustwirbel, Th 12:

Neuanfang fällt schwer, ängstlich, Loslassen- Problem vom Vergangenen wie z.B. Eltern, Ehepartner, Menschen, Tiere, Wohnort, Besitz, Arbeit, Beruf

Erster Lendenwirbel, L 1:

Neuanfang fällt schwer, Ängstlich, Loslassen- Problem vom Vergangenen wie z.B. Eltern, Ehepartner, Menschen, Tiere, Wohnort, Besitz, Arbeit, Beruf

Zweiter Lendenwirbel, L 2:

Verkrampft sich schnell, Panikgefühle

Dritter Lendenwirbel, L 3:

Sexual Chakra, Sexualprobleme, Trägheit im „Verdauen“, fehlende

Geborgenheit Schuldgefühle

Vierter Lendenwirbel, L 4:

Sexual Chakra, Sexualprobleme, Trägheit im „Verdauen", fehlende Geborgenheit Schuldgefühle

Fünfter Lendenwirbel. L 5:

Sexual Chakra, Sexualprobleme, Trägheit im „Verdauen", fehlende Geborgenheit Schuldgefühle

Kreuzbein:

Wie trage ich die „Last des Lebens"?, Problem: Beindifferenz, Beckenschiefstand sitzt schlecht, zuviel im Auto, Beine „überschlagen"

Steißbein:

Basis Chakra Probleme, wenig Verbindung zur „Mutter Erde"

Anhand dieser Auflistungen lässt sich erahnen, wie vielschichtig ein Problem des Bewegungsapparates sein kann und wie stark das Leben der betroffenen Person dadurch eingeschränkt werden kann. Um diese Problematik genau zu erfassen, bedarf es viel Zeit und eine gründliche Anamnese. Hier verknüpft sich der Geist mit dem Körper. Es bedeutet aber auch hier nicht, dass alle psychischen oder inneren Probleme immer mit Fehlstellungen der Wirbelkörper oder der Hüfte zu tun haben. Auch hier bin ich wieder der Ansicht, dass in solchen Fällen die Schulmedizin und die Naturheilkunde übergreifend zum Erfolg beitragen können. Wie ich aber leider immer noch regelmäßig feststellen muss, gibt es in beiden Lagern noch zu viele Allwissende, die einzig und alleine ihre Richtung akzeptieren. Zumindest seitens der Heilpraktikerverbände erfahre ich regelmäßig, dass dazu aufgerufen wird, die Schulmedizin nicht zu verteufeln und nach Möglichkeit gemeinsam für das Wohl des Patienten einzustehen. Wobei es auch hier Vereinigungen gibt, die

Naturheilkunde in eine Richtung der Schulmedizin drängen möchten, mit all ihren Beschränkungen und Zwängen.
Ich hoffe und glaube, dass die Verbände und die Gesetzgebung dies nicht zulassen werden, weil sonst die große Vielfältigkeit der Naturheilkunde gefährdet ist.
Für manch einen Neuling, der zum ersten mal mit dem Gebiet der Naturheilkunde in Berührung kommt, hören sich bestimmte Diagnoseverfahren oder Behandlungsrichtungen abenteuerlich bzw. unverständlich an. Sollten sie es aber dann trotz vorhandener Skepsis wagen, eine Erstanamnese mit der darauf folgenden Behandlung über sich ergehen zu lassen, sind die meisten dann erstaunt, welche Erfolge erzielt werden können. Wenn man aber die Zusammenhänge kennt, wundert man sich vielleicht nicht mehr so ganz über „unerklärliche Spontanheilungen", zum Beispiel nach einer Dorn- Behandlung. Diese können sich einstellen, wenn ein Dorn-Therapeut während einer Behandlung sozusagen „zufällig" den richtigen Wirbel für einen bestimmten Meridian richtet und damit die Blockade einer Energiebahn aufhebt und den Energiefluss wieder in Gang bringt beziehungsweise die Harmonie wieder herstellt.

Fallbeispiele aus der Praxis

Um die Wirkungsweise dieser Behandlungsmethode und die vorherige Leidensgeschichte der Patienten zu verdeutlichen, bringe ich nun einige Fälle aus der Praxis.
Dazu sollte man wissen, dass ich meine Praxis in unserem Fitness- Club integriert hatte, den meine Frau und ich bis 2015 hatten. Manche Leidensgeschichten kannte ich also auch schon, bevor ich meine Praxis im Studio eröffnete.

Ich habe von meinem Dorn Ausbilder, er ist ebenfalls Heilpraktiker, eine Begebenheit erfahren, die ich Ihnen nicht vorenthalten möchte. Auf Empfehlung einer Freundin suchte die Patientin den besagten Heilpraktiker auf. Sie habe starke

Schmerzen im Kreuzbein – und Brustwirbelbereich. Sie hatte Wirbelverdrehungen im LWS, BWS und HWS Bereich, einen Hüftschiefstand und eine nicht unerhebliche Beinlängendifferenz. Diese Fehlstellungen wurden in der ersten Sitzung behoben und der Kontrolltermin ergab, wie erwartet, nicht Negatives mehr. Nach einigen Monaten traf er die Patientin zufällig in der Stadt und er erkundigte sich nach Ihrem Befinden, da sie sich offensichtlich in anderen Umständen befand. Sie erzählte, dass es seit dem keine Probleme mehr gab, sie aber wenige Wochen nach der Behandlung schwanger wurde, obwohl sie und ihr Mann die Familienplanung bereits aufgeben hatten. Wie sie weiter erzählte, konnte bei beiden keine organischen Ursachen gefunden werden, weshalb sie keine Kinder kriegen könnten. Nun waren sie sehr erstaunt, als sie plötzlich schwanger wurde. Auch ihre Frauenärztin konnte sich das nicht erklären und kommentierte dies mit den Worten, es sei wohl wirklich ein glücklicher Umstand, dass sie schwanger wurde.
Er erklärte ihr dann, dass es auch mit den verdrehten Brust – und Lendenwirbel Th 12 und L 3 zu tun haben könnte. Bei Th 12 wurde Unfruchtbarkeit beobachtet, bei L 3 Schwangerschaftsstörungen. Sie war aufgrund dieser Information schon erstaunt, aber Ihr war das letztendlich egal, sie freute sich nur, dass sie beide ein Kind erwarten durften.

Vorab, es soll hier nicht deutlich gemacht werden, das man mit der manuellen Therapie alles beheben kann. Es gibt durchaus einige Patienten/innen die ich weiter schicken musste, da ich ihnen nicht weiterhelfen konnte.

Kommen wir zu einer meiner ersten Patientinnen Ende 2007. Sie war schon lange Mitglied in unserem Club und wenn sie regelmäßig Sport betrieb, hielten sich die Beschwerden in Grenzen. Sie hat einen sitzenden Beruf und nahm fast täglich starke Migränemittel, eine normale Kopfschmerztablette genügte nicht mehr. Als sie die Informationen über meinen Tätigkeitsschwerpunkt an meiner separaten Informationstafel für die Heilpraxis durchlas, vereinbarte sie einen zeitnahen Termin, um überprüfen zu lassen, ob ich ihr vielleicht helfen konnte. Dann schilderte

sie mir die genannten Symptome und dass sie sich schon jahrelang damit herum ärgern musste. Sie war auch schon bei einem Radiologen der ein MRT angefertigt hat. Im Kopfbereich wäre alles in Ordnung. Ihr zuständiger Hausarzt hat ihr darauf hin ein Migränemittel verschrieben, das sie nun schon sehr lange einnimmt. Des weiteren standen einige Konsultationen von Physiotherapeuten und Orthopäden auf dem Programm, die ihr ebenfalls nicht wirklich weiter geholfen haben.
Mit diesen Informationen schritt ich zur Tat. Nach den einschlägigen Test, schaute ich mir die Statik an. Ich betrachtete den freien Oberkörper der Patientin von hinten. An der Hüfte war ein linksseitiger Hochstand zu erkennen. Ebenso konnte ich eine Beinlängendifferenz am linken Bein feststellen. Nachdem das linke Bein behandelt wurde, war das rechte etwas zu lang, was ich ebenfalls korrigierte. Im Brustwirbelbereich waren die Wirbelkörper Th 4 – Th 8 gegeneinander verdreht. Die Trapeziusmuskulatur war extrem verspannt und im Halswirbelbereich konnte ich leichte Verdrehungen des ersten bis dritten Wirbelkörper erfühlen. Nachdem die Wirbel wieder in Position gebracht worden sind, habe ich noch gegen die verspannte Muskulatur eine Schröpfkopfmassage verwendet und ihr selbstverständlich die Übungen für Zuhause mitgegeben. Der Kontrolltermin fand 9 Tage später statt. Die Statik passte nach wie vor, mit den Übungen ist sie gut klar gekommen und die Verspannungen waren auch besser, weil sie zur Zeit auch wieder regelmäßig das Gerätetraining absolvieren konnte. Das Beste hatte sie sich aber bis zum Schluss aufgehoben, als ich mich dann nach der Migräne erkundigte. Sie berichtet mir voller Stolz, dass sie nach unserem ersten Termin, am darauf folgenden Tag keine Anzeichen einer Migräne hatte und sie erstmals seit Monaten die Tabletten weglassen konnte. Der aktuelle Stand bis heute, sie benötigt ab und an mal eine Kopfschmerztablette, wenn sie mal wieder zu lange gearbeitet und weniger Zeit fürs Training hatte. Ganz nebenbei hat sie erwähnt, dass auch das ständige leise immer vorhandene Ohrsummen nicht mehr aufgetreten ist. Die Verspannungen sind nahezu verschwunden und sie fühlt sich hervorragend. Vergleicht man nun die übliche Vorgehensweise mit der von mir praktizierten, ist festzustellen, dass es immer nur partiell um den Bereich ging, in dem die Schmerzen aufgetreten sind. Niemand hatte

sich die Mühe gemacht, die ganze Patientin unter die Lupe zu nehmen.

Der zweite Fall, den ich Ihnen schildern möchte, liegt auch schon einige Jahre zurück und beruht auf dem schon erwähnten Zufallstreffer. Die Dame mittleren Alters ist von der Statur zierlich gebaut und schlank, wirkte sehr dominant, aber auch in sich verschlossen und ängstlich. Bei der Anamnese gab sie zu Protokoll, dass sie wechselnde bzw. wandernde Schmerzen in der Hand, Finger, Fußzehe und Knöchel hat. Das Ganze zieht sich bereits über mehrere Jahre hin und hatte im rechten Fuß begonnen. Sie hatte vor ca. 10 Jahren ein Blasenkarzinom und einige Jahre später Gebärmutterhalskrebs, der als gutartig eingestuft wurde. Der Arzt hatte den Verdacht auf Rheuma, aber die Blutwerte waren ohne Befund. Da nur ca. 80 % der Rheumapatienten auch im Blut positiv reagieren, lag die Vermutung nahe, dass es sich bei ihr um Rheuma handeln könnte. Sie hatte ein bis zweimal im Jahr auch jeweils einen „Rheumaschub“ wie sie es definierte. In diesem Zeitraum musste sie auch immer wieder Rheumamittel einnehmen, die aber die Schmerzen nur milderten, nicht komplett unterdrückten. Der Verdacht auf Rheuma war also durchaus berechtigt. Im Moment, fügte sie noch hinzu, beginnt wohl wieder ein Rheumaschub, sie merkt es seit heute wieder in allen Fingergelenken. Dann ist sie meist 4-5 Tage nicht einsatzfähig. Die Besichtigung der Patientin ergab, dass direkt nur ein leichter Schultertiefstand rechts, ein Hüftschiefstand und eine leichte BWS Skoliose zu erkennen waren. Die genauere Untersuchung zeigte aber das ganze Ausmaß der Fehlstatik. Sie hatte eine Beinlängendifferenz rechts, das Bein war um ca. 1,5 cm zu lang, nachdem dieses Bein behandelt wurde, war das linke um ca. 0,5 cm zu lang. Das bedeutet im Umkehrschluss, dass ich das rechte Bein durch die Behandlung um gut 2 cm gekürzt hatte. Das linke Bein wurde ebenfalls behandelt und die Beinlänge wieder angepasst. Die Hüfte war ohne Befund was bedeutete, dass der Hüftschiefstand nur durch die ungleichen Beinlängen verursacht wurde. Im Lendenwirbelbereich hatte sie Verdrehungen der letzten beiden Wirbelkörper L 4 und L 5, im Brustwirbelbereich konnte ich Verdrehungen von Th 7 bis L 1 ertasten, sie hatte eine leichte links Skoliose. Die Halswirbel waren alle leicht gegeneinander verdreht. Ich konnte sie mit einer Behandlung komplett ausrichten, lediglich der Schultertiefstand war noch nicht komplett beseitigt, was aber mit der verspannten Rückenmuskulatur zu tun hatte. Zum Kontrolltermin erschien sie gut gelaunt aber etwas war trotzdem anders, sie wirkte ausgeglichener, zufriedener und nicht mehr so angespannt. Ich erkundigte mich nach ihrem Befinden, ob es mit den Übungen auch geklappt hat und wie sich im Moment fühlt. Sie berichtete mir voller Begeisterung, dass der erwartete Rheumaschub ausgeblieben ist und das die wandernden Schmerzen ebenfalls verschwunden sind. Schmerzmittel waren ebenfalls kein Thema mehr. Sie fühlte sich noch nie so gut wie zur Zeit, lachte und klopfte mit dem Zeigefinger auf meinen kleinen alten Holzschreibtisch. Die folgende Untersuchung ergab keinen erneuten Befund auf eine Fehlstatik und die tiefer stehende Schulter war fast komplett beseitigt, die Verspannungen waren ebenfalls deutlich besser.

Wenn wir uns nun die Mühe machen, und diesen Fall aus der Sicht der Meridianlehre begutachten, stellen wir fest, dass bei Verdrehungen des 12. Brustwirbels auch Rheuma beobachtet wurde. Könnte es sein, dass die Korrektur dieses Wirbels dazu geführt hat, dass das Rheuma, selbst in einem Stadium eines beginnenden Rheumaschubes, plötzlich über Nacht verschwunden war? Die Verdrehungen von Th 7 – L 1 beschreiben bei den inneren Problemen oft die Bereiche Ängste, sich Sorgen machen, Unsicherheit und Partnerschaftsprobleme. Die Brustwirbel Th 9, 10 und 11 stehen für den Funktionskreis Nieren / Blase / Ohren. Besteht die Möglichkeit, dass diese Fehlstellungen, die sie, wer weiß wie lange schon hat, für das Blasenkarzinom verantwortlich waren? Die verdrehten Halswirbel C 2 – C 4 greifen nahezu in alle Funktionskreis der Meridianlehre ein.
Kam deshalb 3 Jahre später der Gebärmutterhalskrebs, nachdem die erste Störung, das Blasenkarzinom heraus geschnitten wurde?

Ich kann diese Fragen auch nicht absolut mit 100% Sicherheit beantworten, aber gerade in diesem Fall sind mir das persönlich zu viele „Zufälle“. Sicherlich finden

die Skeptiker auch hierfür Erklärungen. Spontanheilungen gibt's ja immer wieder mal.
Die Frage, die sich förmlich aufdrängt lautet: Wäre das Blasenkarzinom vielleicht überhaupt nicht aufgetreten, wenn die Brustwirbel Th 9 – 11 nicht über mehrere Jahre, vielleicht sogar Jahrzehnte, verschoben gewesen wären? Wie verhält sich das mit dem Rheuma und dem
12. Brustwirbel? Wäre dies aufgetreten, wenn der Wirbelkörper nicht verschoben gewesen wäre? Für die letzte Frage wage ich eine Prognose. Nein, das Rheuma wäre nicht aufgetreten, sonst wäre es auch nicht unmittelbar nach der Behandlung wieder verschwunden. Dies war absolut sicher ein Zufallstreffer der Dorn Methode.
Der Patientin geht es bis heute ausgezeichnet und die „Rheumaproblematik" ist bisher nicht mehr aufgetaucht.

Ein weiterer Fall zeigt, wie ausschließlich auf die Symptome begrenzt behandelt und nicht die eigentliche Ursache behoben wurde. Die Dame, ebenfalls mittleren Alters, klein und leicht adipös, sitzende Tätigkeit, bisher kein sportlicher Ausgleich. Sie meldete sich in unserem Fitness- Club an, um etwas für ihren Rücken zu tun. Beim medizinischen Eingangs- Check im Club erzählte sie mir dann die komplette Geschichte ihres Rückenleidens. Es begann plötzlich vor einigen Jahren, von heute auf morgen meldete sich der Ischias. Sie besuchte viele Ärzte und Orthopäden, jedoch konnte keiner Abhilfe schaffen. Es wurde das Standardprogramm abgespult, von Massage über Krankengymnastik bis hin zum MRT. Es konnte immer nur kurzfristig eine Besserung erzielt werden. Zum Schluss lies sich das Schmerzmittel nicht mehr vermeiden. Die Diagnose lautete: Lumboischialgie und Verschleiß im LWS Bereich sowie ein Wirbelsäulensyndrom. Wir vereinbarten einen Termin zur manuellen Therapie. In diesem Anamnesegespräch erzählte sie mir noch, dass sie ca. alle 8 Wochen zu einem anderen Therapeuten fährt, der dann die Hüfte richtet. Selbsthilfeübungen waren eine Fehlanzeige, die waren ihr nicht bekannt. Sie bezahlte dort ordentliches Geld für jede Sitzung und erhielt noch den Tipp, ihre Rückenmuskulatur zu stärken, weswegen sie ja ursprünglich in unseren Club gekommen war. Sie wollte aber jetzt bald wieder die Reise zu ihrem Behandler in Angriff nehmen, um wieder die Hüfte richten zu lassen. Die Schmerzen wurden wieder stärker, waren aber noch in einem Bereich, in dem sie ohne Schmerzmittel auskommt. Aber es schadet ja nichts, wenn ich mir die Geschichte ebenfalls einmal anschaue, meinte sie.

Die erste Sichtung zeigte eine deutliche Fehlstellung der Hüfte und passend dazu den Schultertiefstand. Nach genauerer Untersuchung konnte ich eine Beinlängendifferenz feststellen. Das rechte Bein war über einen Zentimeter zu lang. Dies wurde von mir behandelt, dann war das linke Bein ebenfalls einen Zentimeter zu lang. Hier hatte ich also wieder das rechte Bein um gut zwei Zentimeter verkürzt. Nachdem ich das linke Bein ebenfalls korrigiert hatte, waren die Beine wieder gleich lang. Ich bat sie nun, den Oberkörper frei zu machen und sich mit dem Rücken zu mir zu stellen, damit ich erneut die Hüfte kontrollieren konnte. Ich traute meine Augen kaum, der auffällige Hüftschiefstand und die dazugehörige tiefere Schulter, waren komplett verschwunden. Ich überprüfte noch einmal ganz genau und konnte nicht die geringste Fehlstellung feststellen. Ich bat sie, sich einmal zu beugen um die bisherigen Schmerzen noch einmal zu provozieren. Bis auf ein leichtes Spannen der Muskulatur im Kreuzbeinbereich konnte sie nichts feststellen. Die Schmerzen waren weg. Sie fragte nach, was der Grund für das plötzliche verschwinden der Schmerzen sei. Ich erklärte ihr, dass ich selbst überrascht war, dass lediglich die Beinlängendifferenz die Ursache ihrer ganzen Probleme im Kreuzbeinbereich waren. Vermutlich wurde bei ihr nie die Beinlänge überprüft – oder? Sie bestätigte meine Vermutung und berichtete, dass sich der ganze Schwerpunkt der Behandlungen und Untersuchungen immer nur auf den Bereich begrenzten, in dem die Schmerzen auch aufgetreten sind – der Kreuzbeinbereich und die Rückenmuskulatur. Warum hat keiner einmal über den Tellerrand hinaus gesehen?
Der Kontrolltermin fand 12 Tage später statt. Mit den Übungen ist sie sehr gut klar gekommen und die Statik war ebenfalls noch in Ordnung. Unmittelbar nach der ersten Behandlung war sie beschwerdefrei bis auf leichte Muskelschmerzen, wie

Muskelkater, was allerdings nach einer manuellen Therapie nichts ungewöhnliches ist. Sie ist bis zu dem heutigen Tage beschwerdefrei. Durch das Training an den Geräten konnte sie die Rückenmuskulatur stärken und so die Verspannungen in den Griff bekommen, nebenbei hat sie auch noch das ein oder andere Kilo verloren, was sich zusätzlich auf das allgemeine Befinden positiv auswirkte.

Wie schmerzhaft Muskelverspannungen sein können, zeigt ein Fall von einem Patienten. Er klagte seit Jahrzehnten über Rückenschmerzen. Er übt einen ausschließlich sitzenden Beruf am PC aus. Es gab eine Diagnose einer Bandscheibenvorwölbung im Lendenwirbelbereich. Die Beweglichkeit war ebenfalls stark eingeschränkt. Es lag ebenfalls eine Fehlstatik und Druckschmerzhafte Verklebungen der Muskulatur vor. Ich habe die Fehlstatik mit der Dorn Methode behoben und er fühlte auch sofort eine Besserung der Situation. An den darauf folgenden zwei Tagen wurde der Muskelkater jedoch so stark, das er am darauf folgenden Tag einen Arzt aufsuchte und dieser Ihn sofort in die „Röhre" schickte. Das CT hatte ergeben, das die bereits diagnostizierte Bandscheibenvorwölbung fast vollständig verschwunden war und sonst nichts auffälliges zu erkennen sei. Nach weiteren Tagen wurde der Muskelkater besser und verschwand schließlich komplett. Zum Kontrolltermin erzählte er mir dann die ganze Geschichte und er war verwundert, wie schmerzhaft doch so eine Muskelreaktion sein kann. Mittlerweile trainiert er regelmäßig in einem Fitness Club und macht auch regelmäßig die Dehnungsübungen um die Beweglichkeit zu verbessern.

Den letzten Fall, den ich ihnen hier schildern möchte, ist ähnlich gelagert, hatte aber leider einen nicht ganz so glücklichen Verlauf.

Bei dieser Dame war es die gleiche Motivation zu uns in den Fitness- Club zu kommen, wie bei den Damen vorher – Rückenstärkung. Sie vereinbarte telefonisch einen Termin für den medizinischen Eingangs - Check und erzählte noch am

Telefon, dass ihr unser Club wegen der guten Betreuung empfohlen wurde. Ihr war auch bekannt, dass ich eine Heilpraxis mit integriert habe und sie möchte meine Dienstleistung als Heilpraktiker ebenfalls in Anspruch nehmen. Zum Eingangs - Check kam sie noch in der gleichen Woche. Sie war leicht adipös, hatte eine sitzende Tätigkeit. Ihr Ziel war es, als Ausgleich zur sitzenden Tätigkeit die Rückenmuskulatur zu stärken. Sie hatte einen Knorpelschaden im linken Knie, der durch ein CT festgestellt wurde. Die Knieproblematik veranlasste sie, mit mir noch einen Termin zur manuellen Therapie zu vereinbaren, der auch zeitnah am darauffolgenden Montag stattfinden sollte. Nachdem ich ihr kurz umrissen habe, wie ich bei dieser Therapieform vorgehen werde, erwähnte sie noch, dass sie ab und zu im Kreuzbeinbereich Schmerzen hatte und die vielleicht dann endgültig der Vergangenheit angehören würden. Zur Zeit hat sie in diesem Bereich aber keine Beschwerden.

Am folgenden Montag wartete ich jedoch vergeblich auf sie. Am späten Nachmittag erhielt ich einen Anruf von Ihr, sie klang leise und sprach etwas langsam, wie wenn sie einen Schwipps hätte. Sie erklärte mir, dass sie sich heute früh, als sie sich aus dem Bett erhob, plötzlich nicht mehr gerade hinstellen konnte. Ihr wurde schwindelig, übel und sie hatte fürchterliche Schmerzen im Kreuzbeinbereich. Also schleppte ihr Mann sie zu einem befreundeten Arzt, der in einer Klinik ganz in der Nähe beschäftigt war. Er spritzte ihr zunächst ein Schmerzmittel, damit sie sich überhaupt wieder bewegen konnte und gab ihr absolutes Sportverbot, kein Training an den Geräten, was aber sowieso nicht möglich gewesen wäre. Sie sei auch noch ganz benebelt und sehr langsam wegen dem starken Schmerzmittel. Sie hat eine Überweisung zum Radiologen, der Termin ist aber leider erst in 14 Tagen. Sie sagte noch, dass sie mir den Befund des Radiologen per E-Mail zusenden wird.

Drei Wochen später hatte ich den Befundbericht vor mir liegen, der wie folgt lautete.

MRT der LWS vom xx.xx.xxxx

Indikation: V.a. BSV

Methode: T 1 und T 2 TSE sagittal, T 2- TSE axial, STIR coronar

Befund und Beurteilung:
Regelrechte Lordosierung der LWS im Liegen. Regelrechte Darstellung des Myelons und Spinalkanals. Unauffällige Darstellung der Bandscheiben bis Höhe LWK 4/5.

LWK 5 / SWK 1: Flacher mediorechtslateraler BSV mit geringer Verlagerung der Wurzel S1 nach dorsal sowie zarter Pelottierung des Duralsackes. Keine sichtbare Kompression nervaler Strukturen.

Bei Frau XY könnte durchaus eine CT-gesteuerte PRT erfolgversprechend sein. Bei Bedarf kann auch kurzfristig ein Termin vereinbart werden.
Da hier sehr viele Fachbegriffe fallen, was durchaus üblich ist, versuche ich den gesamten Befund vereinfacht wieder zu geben.

Zur Erläuterung: Ein Bandscheibenvorfall der diese massiven Schmerzen verursacht haben könnte, wurde nicht gefunden. An der Nervenwurzel war keine sichtbare Kompression vorhanden. Der Kreuzbeinbereich, der Bereich in dem die Wirbelkörper zusammen gewachsen sind, wurde nicht untersucht. Aber sicherheitshalber wurde eine CT- gesteuerte PRT empfohlen, die man natürlich bei Bedarf auch kurzfristig in der gleichen Praxis machen lassen kann.
PRT bedeutet Periradikuläre Therapie.
Bei dieser Therapie wird eine sehr dünne Injektionsnadel unter Computertomographischer (CT) Kontrolle in einem sehr eng begrenzten Bereich in die absolut nächstmögliche Nähe der Nervenwurzel gebracht, um dort dann zielgenau Medikamente zur Schmerzlinderung injizieren zu können.

Die PRT hatte sie verweigert, einer konservativen Therapie, was nichts anders wie die berühmte Krankengymnastik ist, zugestimmt. Ich schlug ihr vor, doch zwischenzeitlich die manuelle Therapie in meiner Praxis als Ergänzung mit einzubauen, was sie leider ablehnte. Sie möchte zunächst die Krankengymnastik beenden und dann weiter sehen. Bis dahin hält sie sich eben mit den Schmerzmittel über Wasser.

Es waren nun bereits 4 Monate vergangen, seit dem erstmaligen Auftreten der Beschwerden im Kreuzbeinbereich. Ich erhielt früh morgens, unmittelbar nach Öffnen unseres Clubs einen Anruf von ihr. Sie klang sehr niedergeschlagen, langsam und depressiv. Sie möchte nun doch so schnell wie möglich einen Termin zur manuellen Therapie bei mir in der Praxis. Sie schilderte mir, dass trotz der Krankengymnastik keine deutliche Besserung aufgetreten ist und sie genug von den Schmerzmitteln hat. Sie probiert jetzt alles. Sie kann nicht mehr. Also habe ich mit ihr gleich für den nächsten Tag einen Termin vereinbart. Dafür habe ich sogar mein eigenes Training geopfert, weil mir durchaus die Dringlichkeit dieser Behandlung bewusst war.

Sie hatte gleich den aller ersten Termin bekommen. Ich schaute aus dem Fenster und sah sie aus dem Auto steigen. Ein gequälter Blick, sehr steif, fast unbeweglich rollte sie sich vom Fahrersitz ins Freie. Mich wunderte es, dass sie es mit dem Auto überhaupt hierher geschafft hatte. Einen Hausbesuch hatte sie dankend abgelehnt. Es dauerte fast weitere 10 Minuten, bis sie in meiner Praxis im ersten Stock auftauchte. Sie hatte sich die Treppen hochgearbeitet. Normal schafft man den Weg vom Parkplatz um das Gebäude in den ersten Stock in einer guten Minute. Ich war schon auf dem Weg ins Treppenhaus, als sie die Tür öffnete. Wir gingen in mein Behandlungszimmer, sie setzte sich auf die Liege. Ich fragte noch kurz den aktuellen Werdegang ab, den sie mir telefonisch bereits geschildert hatte. Ich betrachtete sie von hinten, der Hüftschiefstand war deutlich zu erkennen. Sie war rechts mindestens um 2 cm nach oben verschoben. Als Ausgleich war wieder die rechte Schulter tiefer. Sie sollte sich nun auf den Rücken auf die Behandlungsliege legen. Das war ihr nur unter starken Schmerzen möglich. Die weitere Untersuchung ergab einen Beinlängenunterschied des rechten Beines von gut 1,5 cm. Nachdem das rechte Bein korrigiert wurde, war das linke ca. 0,5 cm zu lang. Diese Beinlängendifferenz wurde ebenfalls behoben. Nun musste sie zur Kontrolle der Hüfte wieder aufstehen, was ihr schon deutlich leichter gefallen ist. Darauf hin wurde die Hüfte überprüft und siehe da, sie stand auf einmal gerade. Die Ausgleichshaltung der Schulterpartie war ebenfalls verschwunden. Ihr Kommentar: Ich merke, dass ich irgendwie wieder gerade stehe. Sie beugte sich nach vorne unten, es klappte deutlich besser als vor der Behandlung. Sie merkte natürlich noch die verspannte Muskulatur im Kreuzbeinbereich, aber es war kein Vergleich zu ihren vorherigen Zustand. Ich überprüfte noch die Wirbelsäule, die jedoch keine Auffälligkeiten zeigte. Wir gingen gemeinsam die Selbsthilfeübungen durch und haben die weitere Vorgehensweise besprochen. Zum Schluss haben wir gleich einen Termin zur Kontrolle vereinbart. Sie bewegte sich noch etwas vorsichtig, wie wenn sie der momentanen Situation nicht so ganz vertraute. Wir verabschiedeten uns und ich sagte ihr noch einmal eindringlich, wenn irgend etwas wäre, mich unbedingt zu informieren.

Am gleichen Nachmittag klingelte das Telefon, meine Frau ging dran, da ich gerade wieder einen Termin hatte. Nachdem ich mit meinem Termin fertig war, schaute ich auf den Zettel der am Telefon klebte. Ich sollte dringend meine Patientin von heute früh zurückrufen. Ich ahnte nichts Gutes. Als ich gerade im Begriff war, sie anzurufen, klingelte das Telefon, ich erkannte ihre Telefonnummer und hob den Hörer ab. Voller Spannung wartete ich auf eine Information. Und dann ging es los. Hallo Stefan, ich weiß zwar nicht wieso das nun so ist, aber ich bin fast komplett schmerzfrei und kann mich sogar wieder ganz nach unten beugen. Ich bin aus deiner Praxis die Treppe runter gegangen und als ich unten angekommen bin, bemerkte ich, dass irgend etwas anders war. Und dann ist es mir auch aufgefallen, ich bin ohne Schmerzen die Treppe herunter gegangen. Mir fiel ein Stein von Herzen, ich hatte schon mit dem Schlimmsten gerechnet. Ich machte ihr noch einmal deutlich, wie wichtig die Selbsthilfeübungen sind und dass sie diese unbedingt täglich absolvieren soll. Sie erzählte, dass sie ihren befreundeten Arzt auch gleich informiert hat. Sein Kommentar dazu: Das ist ja super, da benötigst du ja die Schmerzmittel nicht mehr. Übertreibe es aber nicht gleich wieder. Er kannte sie wohl recht gut.

Der Kontrolltermin fand 14 Tage später statt. Sie erschien pünktlich zum Termin, ihre Gangart lies aber schon ahnen, dass wieder etwas im Argen lag. Ich erkundigte mich nach den Übungen und dem momentanen, offensichtlich nicht so optimalen Gesundheitszustand. Sie erzählte, dass sie nach der Behandlung wieder ein ganz anderer Mensch war, erstmals seit Monaten wieder fast schmerzfrei. Ihr Mann sagte schon: Nun bist du wenigstens nicht mehr so schlecht gelaunt, was hat der mit dir gemacht? Sie konnte sich also wieder uneingeschränkt bewegen. Sie fühlte sich gut. Der erste Termin war ein Mittwoch, an dem darauf folgenden Freitag, also 2 Tage später, hatten sie Vorbereitungen für eine Feier bei Freunden zu treffen. Sie hat sich also einen nicht gerade leichte Karton ausgesucht und wollte ihn zum Auto tragen, es geht einem ja wieder gut! Da ist es leider passiert, sie geht also die Treppe herunter und in dem Glauben bereits die letzte Stufe erreicht zu haben, macht sie, wie das halt so ist, einen größeren Schritt um hinaus zu gehen. Das Problem lag nun daran, dass sie auf der vorletzten Stufe stand und dies nicht bemerkt hatte. Die Folge war, das sie sich in voller Länge auf die rechte Seite gelegt hatte und alleine nicht mehr hochgekommen ist. Seit diesem Zeitpunkt hat sie wieder starke Schmerzen und sie war am gleichen Tag bei Ihrem Arzt in der Neurochirurgie, der ihr wieder eine Schmerzstillende Spritze verpasste und ihr riet, die Schmerztabletten, die sie noch hatte, bei Bedarf wieder zu nehmen. Bei der Kontrolluntersuchung stellte ich einen erneuten Hüftschiefstand fest, der aber diesmal nichts mit der Beinlänge zu tun hatte, die war immer noch bei beiden Beinen gleich. Eine derart verschobene Hüfte hatte ich das letzte mal bei einer Dame festgestellt, die vom Pferd auf die Seite gestürzt ist. Das muss ein ordentlicher Stoß gewesen sein – oder? Ich fragte noch, wieso sie nicht am gleichen Tag noch versucht hat, mich über das Handy zu erreichen, dann hätte ich die Hüfte sofort richten können. Es sind ja immerhin nun seit dem Treppensturz 9 Tage vergangen. Sie erwiderte, na ja, es war Freitag Abend und ich wollte nicht stören und außerdem hatte ich noch Schmerztabletten da, die haben mir auch über die Runden geholfen. Ich dachte auch, dass es bis zum Kontrolltermin genügt. Ich konnte die Hüfte richten, die restliche Statik war in Ordnung. Ich zeigte ihr die Selbsthilfeübungen, diesmal für die Hüfte, die sie beim ersten mal noch nicht benötigte. Eine direkte Verbesserung konnte sie nicht spüren, da sie immer noch täglich die Schmerztabletten einnehmen musste. Die bekannten Übungen sollte sie ebenfalls wieder mit machen. Ich sagte ihr noch, dass sie in 10 – 14 Tagen noch einmal zur Kontrolle erscheinen sollte, wir konnten aber noch keinen genauen Termin ausmachen, da sie ihren Terminplaner nicht dabei hatte.

Ich hörte fast 2 Monate nichts mehr von ihr, dann erhielt ich wieder einen Anruf von ihr. Sie sagte, ich soll ihr doch einige Übungen an den Trainingsgeräten zeigen um die dringend angeratene Operation noch abzuwenden. Ich fragte erstaunt nach, wieso Operation? Ich erzähle dir alles am Termin, das dauert zu lange, war ihre Antwort.

Sie kam zu unserem Termin, leicht gequält die Treppe hoch, setzte sich dann auf die Behandlungsliege und begann zu erzählen. Ihr Hausarzt hatte ihr erneut eine Überweisung zum Radiologen ausgestellt, den Termin hatte sie 8 Tage nach unserem letzten Gespräch. Sie hatte den Arztbrief von ihrem Arzt und den Befund der Radiologie sowie den erneuten Arztbrief an den Radiologen dabei.

Es folgen nun die Briefe in wortgetreuer Wiedergabe. Direkt darunter erkläre ich, etwas in der Schriftart verändert, noch einmal verständlich, welche Informationen weitergegeben wurden.

Arztbrief vom befreundeten Arzt:

Durchschlag für die Patientin:

Sehr geehrter Herr Kollege,

Sehr geehrte Frau Kollegin,

wir berichteten über die ambulante Behandlung von Frau XY, geboren am....

Vorgeschichte:

Lumboischialgien rechts seit Herbst letzten Jahres. Zwischenzeitlich kons. Therapie. Aktuell wieder vermehrt Beschwerden. Nächtliche Wadenkrämpfe rechts. Husten, Niesen, Pressen wirken schmerzverstärkend. Wasserlassen/ Stuhlgang (bei bekannter Obstipation) anamnestisch o.B.

Kreuzbeinbeschwerden rechts seit Herbst letzten Jahres. Zwischenzeitlich Krankengymnastik. Aktuell wieder vermehrt Beschwerden. Nächtliche Wadenkrämpfe rechts. Husten, Niesen, Pressen wirken schmerzverstärkend. Wasserlassen/ Stuhlgang (bei bekannter Verstopfung) untersuchungstechnisch ohne Ergebnis.

Untersuchungsbefund:
Lasègue links bei 30° positiv. Lasègue rechtsseitig bei 50° positiv. Sensibilität und Motorik an den Beinen o.B. Umgekehrter Lasègue beidseitig o.B. Lokale Druckschmerzhaftigkeit ISG rechts. Valleix re. Positiv. Einbeinstand rechts schlechter als links.

Lasègue links bei 30° positiv. Lasègue rechtsseitig bei 50° positiv. Sensibilität und Motorik an den Beinen untersuchungstechnisch ohne Ergebnis. Umgekehrter Lasègue beidseitig untersuchungstechnisch ohne Ergebnis. Lokale Druckschmerzhaftigkeit im Ileosacralgelenk (Verbindung zwischen Darmbeinschaufel und Kreuzbein) rechts. Valleix re. Positiv. Einbeinstand rechts schlechter als links.

Lasègue ist ein Test, der zum Feststellen eines Bandscheibenvorfalles verwendet wird. Das Anheben des Beines beim liegenden Patienten wird schmerzhaft. Normal wird zwischen 80° und 90° erreicht. Valleix beschreibt Nervendruckpunkte zur Prüfung der Druckschmerzhaftigkeit des Ischiasnerven.

Apparative Untersuchungen:
LWS-MR (Datum): sequestrierter Befund präsakral rechts. Bei Osteochondrose und „black disc" Phänomen.

Lendenwirbelsäule- Magnetresonanz (Datum): (Sequestration = Ablösung toten Gewebes vom lebenden) abgestorbenes Gewebe wurde festgestellt im oberhalb des Kreuzbeins liegenden Bereiches rechts. Bei Knochen- und Knorpeldegeneration und „black disc" Phänomen (eine hochgradig verkrümmte Bandscheibe)

Procedere:
Von NCH-Seite ist die Klinik mit einer Progredienz des seit November letzten Jahres bekannten Befundes L 5 / S 1 rechts zu korrelieren. Vor endgültiger Indikation zur OP Bitte um Aktualisierung des MR. - Danach WV mit Bildern erbeten.

Von Neurochirurgischer-Seite ist die Klinik mit einem Fortschreiten des seit November letzten Jahres bekannten Befundes L 5 / S 1 rechts in Beziehung zu bringen. Vor endgültiger Veranlassung zur Operation. Bitte um Aktualisierung der Magnetresonanz. - Danach Wirbelvergleich mit Bildern erbeten.

Wobei das Wort „Indikation" eine vielschichtige Bedeutung hat und nur in diesem Zusammenhang, wie oben, so zu verstehen ist.

Mit freundlichen und kollegialen Grüßen.

Am nächsten Tag folgte auch sofort der MRT Bericht des Radiologen.

MRT der LWS vom (Datum)

Anamnese: LWS Syndrom

Syndrom wird in der Regel verwendet, wenn die Ursache unbekannt ist

Befund:
Die Untersuchung erfasst die Lendenwirbelsäule.
Man erkennt in Höhe LWK 5/ SKW 1 eine Zwischenwirbelraumverschmälerung, eine Signalminderung der Bandscheibe und einen rechts mediolateralen, nach kaudal hernierten und sequestrierten Bandscheibenprolaps, der zu einer S1 Wurzel-Dorsalverlagerung und damit zu einer Kompression der Nervenwurzeln führt. Der Sequester erscheint größer als in der Voruntersuchung. In Höhe LWK 4/5 und weiter kranial Normalbefund der Strukturen. Bei BWK 10 Wirbelkörperhämangiom.

Die Untersuchung erfasst die Lendenwirbelsäule.
Man erkennt in Höhe Lendenwirbelkörper 5/ Kreuzbeinwirbel 1 eine Zwischenwirbelraumverschmälerung, eine Signalminderung der Bandscheibe und einen rechts mittelseitlich, nach steisswärts ausgebrochenen und abgelösten Bandscheibenvorfall, der zu einer S1 Nervenwurzel-Rückverlagerung und damit zu einer Einengung der Nervenwurzeln führt. Der abgelöste Teil erscheint größer als in der Voruntersuchung. In Höhe Lendenwirbelkörper 4/5 und weiter kopfwärts Normalbefund der Strukturen. Bei Brustwirbelkörper 10 ein Blutschwamm am Wirbelkörper.

Beurteilung:
In Höhe LWK 5/ SWK 1 rechts posterolateraler, nach kaudal hernierter und sequestierter Bandscheibenprolaps mit S1 Kompression.

In Höhe Lendenwirbelkörper 5/ Kreuzbeinwirbel 1 rechts seitlich nach hinten, nach steisswärts ausgebrochenen und abgelösten Bandscheibenvorfall mit S1 (Bezeichnung der Nervenwurzel) Einengung.

Mit freundlichen Grüßen.

Darauf hin folgte am nächsten Tag wieder ein Arztbrief an den Radiologen

Durchschlag für die Patientin:

Sehr geehrter Herr Kollege,
Sehr geehrte Frau Kollegin,

wir berichteten über die ambulante Behandlung von Frau XY, geboren am....

Vorgeschichte:
Bekannt. Siehe Ambulanzbefund vom 12. des Monats

Untersuchungsbefund:
Idem zum ambulanten Vorbefund. Nach wie vor Einbeinzehenstand rechts schlechter als links.

Idem bedeutet: Sinngemäß Identisch

Apparative Untersuchung:
LWS-MR (Datum) caudal sequestrierter Befund präsakral rechts. Bei Osteochondrose und „black disc“ Phänomen.

Lendenwirbelsäule- Magnetresonanz (Datum): (Sequestration = Ablösung toten

Gewebes vom lebenden) abgestorbenes Gewebe wurde festgestellt im oberhalb des Kreuzbein liegenden Bereiches rechts. Bei Knochen- und Knorpeldegeneration und „black disc“ Phänomen (eine hochgradig verkrümmte Bandscheibe)

Procedere:
Von NCH- Seite besteht Operationsindikation. Über die OP wurde nochmals ausführlich aufgeklärt. Trotz vorbestehender Teillähmung (s.oben) wünscht die Patientin derzeit keinen OP-Termin. Bei OP-Wunsch würde sie sich von sich aus wieder mit uns in Verbindung setzten.

Von Neurochirurgischer- Seite besteht ein Grund für eine Operation. Über die OP wurde nochmals ausführlich aufgeklärt. Trotz vorbestehender Teillähmung (s. oben) wünscht die Patientin derzeit keinen OP-Termin. Bei OP-Wunsch würde sie sich von sich aus wieder mit uns in Verbindung setzten.

Mit freundlichen und kollegialen Grüßen.

Nach diesen vielen Fachinformationen, die hier ausgetauscht worden sind, sind sie sicherlich gespannt, wie es weiter ging.

Ich überprüfte also erneut die Statik und stellte fest, dass alles noch so ist, wie es sein sollte. Der Patellasehnenreflex (da wird mit dem Reflexhammer unterhalb der Kniescheibe der Reflex getestet) war stark abgeschwächt, was auf die MRT diagnostizierte Nervenwurzelkompression hindeutete. Ich zeigte ihr also entsprechende Übungen um die Rückenmuskulatur zu stärken, ohne die Wirbelsäule direkt zu belasten.

Sie trainiert regelmäßig und wie sie noch beiläufig erwähnte, weil sie im Moment wieder Schmerzen hatte, erhält sie zur Zeit noch eine Cranio- Sacrale Therapie, nach der es ihr aber immer nicht so gut geht. Ich fragte noch, wieso sie dann diese

Therapie überhaupt noch macht. Sie sagte beim Hinausgehen, es wurde ihr empfohlen.
Zunächst sollte man festhalten, auch im Gesundheitsbereich gilt der Spruch „Viele Köche verderben den Brei“!

Nun stelle ich hier mal eine Behauptung in den Raum, wie sie vielleicht anhand der bisherigen Informationen aus diesem Buch bestätigen werden.
Wäre diese besagte Dame nach dem Sturz von der Treppe vielleicht nicht am Freitag aber spätestens am Samstag zu mir in die Praxis gekommen, hätte man eventuell Schlimmeres verhindern können. Aus folgendem Grund:
Sie hätte die Schmerzmittel keine 9 Tage lang nehmen müssen und die Hüfte wäre nicht so lange in der Fehlstellung geblieben. Wir erinnern uns - der erste Befund zeigte noch keine massiven Schädigungen auf. Die Schmerzmittel, wie der Name bereits erahnen lässt, unterdrücken die natürliche Schutzfunktion unseres Körpers, die Schmerzen. Was passiert also, wenn die Schmerzen unterdrückt werden? Der Körper wird relativ normal belastet, obwohl die Fehlstellungen eigentlich schmerzen würden, damit der Bewegungsapparat geschont wird.

Ist es denn so abwegig, nun zu vermuten, dass die Schmerzmittel in Kombination mit der Fehlstellung über die Dauer von 9 Tagen zu weiteren Schädigungen an der Bandscheibe geführt haben könnten? Es hat einfach das Schmerzsignal zur Schonung des Körpers gefehlt. Dazu kommt noch, dass die Dame sich gerne wohl etwas überfordert, wie ihr befreundeter Arzt auch schon durchblicken lies mit seiner Bemerkung „Übertreibe es aber nicht gleich wieder“. Nun liegt es sicherlich bei jedem selbst, in wie weit man sich an ärztliche Anordnungen hält. Betrachtet man sich nun die momentane Situation, stellt man fest, dass diese Dame alle Hebel in Bewegung setzt, um nicht unter das Messer zu müssen. Jeder schraubt und zieht an ihr herum, sie lässt es über sich ergehen, in der Hoffnung, dem Damoklesschwert Bandscheibenoperation entgehen zu können. Meiner Meinung nach wäre es sinnvoll, sich für einen Weg zu entscheiden, am besten den, bei dem man das beste

Gefühl hat. In ihrem Falle sollte das nicht so schwer sein, nach dem Gerätetraining ging es ihr zwar nicht deutlich besser, aber schlechter, wie nach der Cranio- Sacralen Behandlung, ging es ihr auch nicht. Sie könnte etwas für ihr Herz- Kreislaufsystem tun, nebenbei etwas Gewicht verlieren, was in ihrer Situation auch nicht von Nachteil wäre und die Rückenmuskulatur zusätzlich stärken.

Ergänzung: Noch bevor ich das Buch fertig schreiben konnte, wurde sie operiert. Die OP verlief glücklicherweise ohne Komplikationen und Sie ist bis heute schmerzfrei!

Anhand dieser Beispiele können sie vielleicht nachvollziehen, wie die normale Vorgehensweise in unserem Gesundheitssystem ist. Rehabilitation statt Prävention. Budgets nicht überbelasten, auch wenn es auf dem Rücken der Patienten ausgetragen werden muss. Als Arzt würde ich allerdings ebenfalls nur ungern auf eigene Kosten die optimale Versorgung der Patienten gewährleisten. Dann wählt man auch mal eine, die von den Kassen noch bezahlt wird, auch wenn sie vielleicht nicht die wünschenswerte Behandlung ist. Rabattverträge mit Pharmafirmen und Krankenkassenmodelle für Apotheken. Der gläserne Patient ist nicht mehr fern. Im Angesicht der immer mehr vorhandenen Unwissenheit oder des Desinteresses der Patienten, was Medikamentengabe und Therapien angeht, keine schlechte Idee. Der Vogel wurde allerdings bereits mit dem Gesundheitsfond abgeschossen. Hier erhalten die Krankenkassen für jeden kranken Versicherten zusätzlich Geld aus dem Gesundheitsfond. Wird da die Krankenkasse nicht dazu verleitet, aus einer Mücke, nehmen wir mal einen leichten Bluthochdruck, einen Elefanten, nämlich einen behandlungswürdigen Bluthochdruck zu machen? Die Hypertonie oder anders gesagt, der Bluthochdruck ist natürlich auch eine dankbare Erkrankung, da über 90 % der diagnostizierten Hypertonien essentiell oder idiopathisch sind, wir erinnern uns, was dies bedeutet!

Krankheitsbild ohne erkennbare Ursache.

Krafttraining ist ein „Muss“!

Das sich ein starker Rücken auf die Lebensqualität positiv auswirkt, hat sicher jeder schon einmal bemerkt, der unter Rückenschmerzen leidet oder gelitten hat. Das sind weitaus mehr, als die meisten vermuten. Etwa 85 Prozent aller Bundesbürger hatten bereits Probleme mit dem Kreuz. Sollten diese Probleme chronisch werden, schlägt sich das mit der Zeit auch auf die Lebensfreude und die Leistungsfähigkeit nieder. Um so wichtiger ist es den Rücken bzw. den ganzen Bewegungsapparat fit zu halten oder zu machen.

Da ich, wie sie sicher bereits mitbekommen haben, mit meiner Frau zusammen bis 2015 einen Fitness- Club hatte, und dort meine Praxis integrierte, erlaube ich mir nun, die Fitness- Studios und die Branchenverbände etwas zu kritisieren. Als lizenzierter Trainer bin ich schon seit 1993 in verschiedenen Studios als Freiberufler tätig gewesen.

Krafttraining in den 80er und 90er Jahren!

Betrachten wir gemeinsam noch einmal die schöne Zeit der 80er und 90er Jahre. In den 80er Jahren erregte ein Österreicher mit einem Körper wie Herkules Aufsehen in dem Medien. Sein Name – Arnold Schwarzenegger. Seine eiserne Disziplin beim Training und sein unbeugsamer Wille formten seinen Körper. Damals hat man von dem Begriff „Fitness- Studio“ in Deutschland noch nicht viel gewusst und umgangssprachlich sagte man auch „Mukkibude“ dazu. In der Mukkibude wurde Body- Building gemacht und „Eisen gefressen“. Irgendwann kam dann der erste größere erfolgreiche Film mit Arni in die Kinos – „Conan, der Barbar“ und er wurde weltberühmt. Außerdem wurde er zuvor auch noch „Mister Universum“. Der Titel überhaupt in der Body- Building Szene. So langsam gab es in vielen mittleren und größeren Städten diese Mukkibuden. Als Ausstattung gab es viele Hantelstangen und Gewichtsscheiben, Gerätetraining wie heute war eher die Ausnahme. Wollte jemand etwas für seine Figur tun, ging Mann oder Frau, in solch eine Mukkibude.

Dort zeigte man dann, wie man eine stahlharten Körper builden kann. Zu dieser Zeit formierte sich auch der erste Verband aus Body- Building- Interessierten. Dann kamen Cardiogeräte und Trainingsmaschinen dazu. Mit Jane Fonda schwappte dann die Aerobic Welle zu uns und es dauerte nicht lange, da wurde alles unter einem Dach angeboten. Die ersten qualifizierten Ausbildungen als Trainer und Aerobicinstructor wurden angeboten. Der Fitness- Boom hatte begonnen. Irgendwann hat sich wohl einer der Werbestrategen einer Krankenkasse überlegt, wenn der Schwarzenegger so fit ist, kann das Training ja nicht so schädlich sein. Außerdem boomt die Branche, wieso also nicht mitmachen? Also sollten irgendwann, der genaue Zeitpunkt ist mir nicht bekannt, die Beiträge für eine Mitgliedschaft im Fitness- Club teilweise oder komplett erstattet werden. Es dauerte aber nicht sehr lange, da haben die Kassen erkannt, dass bei diesem Training für Laien auch sehr viele Gefahren lauern. Es gab und gibt ja immer noch keine gesetzliche Regelung, wer ein Studio betreiben darf bzw. wer die Menschen, die ja die Absicht haben, etwas für ihre Gesundheit zu tun, in der Handhabung der Geräte einweist. Als Einweiser dienten Body- Builder, die ihre Karriere vorzeitig beendet haben, Personen, die selbst erst seit kurzem trainierten und von Anatomie soviel wussten wie der Bäcker vom Innenleben eines Verbrennungsmotors. Also wurde diese Bezuschussung schnell wieder vom Markt genommen, bevor es überhaupt jemand richtig mitbekommen hatte.

Hier hatte die gesamte Branche eine Chance verpasst, die sie vermutlich nie wieder in dieser Form erhalten wird. Mittlerweile gibt es den sogenannten § 20 des V Sozialgesetzbuches. Hier werden die Krankenkassen dazu verpflichtet, bestimmte Kurse zu erstatten.

Trends?

Es gibt Hersteller von Rüttelplatten in allen Variationen. Die wollen einem erzählen, dass dieses Gerüttel besser sei, als das herkömmliche Training mit Gewichten über einen bestimmten Bewegungsablauf oder sogar frei. Ich möchte nun nicht diese

Geräte, auf denen man herumsteht und die ein oder andere Halteübung macht, schlecht reden.
Im Rehabilitationsbereich sind diese Geräte hervorragend aufgehoben. Dort steht dann auch immer ein Therapeut dabei und überprüft, ob die Muskelspannung auch über die komplette Übungsdauer gehalten wird. Aber als Ersatz im Krafttraining? Urteilen sie selbst!
Bei herkömmlichen Krafttraining bewegt man das Gewicht über einen bestimmten Bewegungsablauf, es wird die Koordination trainiert und der Muskel selbst über seinen kompletten Bewegungsradius angesprochen. Versuchen sie das auf einer Rüttelplatte. Das gleiche gilt übrigens für diese futuristisch anmutenden Ganzkörperanzüge mit elektrischer Verkabelung – ReHa in Ordnung aber richtiges Training?
Da kann man noch sehr viele Beispiele anbringen, das würde dieses Buch aber zu einem richtig dicken Wälzer werden lassen. Wann merken eigentlich die Betreiber, das die Hardware, also die Geräte, nicht das Hauptkriterium bei der Entscheidung für einen Fitness- Club sind? Es zählt das Gefühl „gut aufgehoben zu sein". Das wird sicher nicht gefördert, indem man die Personen, die sich in einem Club informieren, sofort vertraglich verhaften möchte. Wir wurden von über 90 % weiter empfohlen, beim ersten Besuch machten wir nur in wenigen Fällen eine Mitgliedschaft. Vertrauen und Gegenvertrauen. Druck raus nehmen, nicht noch zusätzlich aufbauen. Wie soll man sich da sonst noch wohl fühlen?

Wellness?

Aus Fitness wurde dann irgendwann Wellness, das meist missbrauchte Wort der Werbung. Es gibt, laut eines Radiosenders sogar „Wellness für die Ohren". Ich bin gespannt, wenn es das erste Wellnesspapier für die Aktienbörse oder die Toilette gibt. Wenn sie wirklich einmal „Wellness für die Ohren" hören wollen, gehen sie mal im Frühjahr oder im Sommer am Wochenende früh vor 07:00 Uhr aus dem Bett und spazieren durch den Wald, das ist Wellness für die Ohren!

Die Entwicklung wird immer rasanter und schneller, passend zu unsere Zeit. Alles muss schnell gehen, schnell essen, schnell schlafen, schnell trainieren, schnell arbeiten, schnell einkaufen, schnell Urlaub machen, schnell entspannen, schnell gesund werden...................!
Stellt sich wirklich niemand die Frage: Wo bleibt die Qualität? Die Lebensqualität? Machen sie doch mal bewusst etwas langsamer, sie werden feststellen, wie gut das tun kann.

Erst wird die Gesundheit geopfert um Geld zu verdienen, später wird das Geld geopfert um die Gesundheit, wenn möglich, wieder herzustellen!

Schauen sie sich einmal die Figur eines Zehnkämpfer an. Diese Sportler machen Krafttraining an Geräten, Ausdauertraining und ernähren sich optimal, um für die Wettkämpfe volle Leistung bringen zu können.
Diese Sportler sind das beste Beispiel, wie sich eine Kombination der Sportarten und gesunde Ernährung, auf Figur und Leistung, bemerkbar machen. Gut, in dieser Intensität geht das natürlich nicht ins höhere Alter, aber in einer Breitensportversion sicherlich schon.

Die Menschen müssen wieder lernen, sich selbst zu bewegen, nicht virtuell im PC sondern live, draußen, in der Natur, im Verein oder im Park oder vielleicht auch im Fitness- Club. Nur wie findet man den richtigen Sport? Worauf sollte man unbedingt Wert legen? Sind Qualitätssiegel ein Auswahlkriterium? Vielleicht der Gerätepark?

Wie finde ich das passende für mich?
Eine ganz persönliche Empfehlung von mir:

Besuchen sie unangemeldet einen Club oder Verein ihrer Wahl. Der erste Eindruck ist meist der richtige. Fühlen sie sich auf Anhieb wohl? Wenn nicht – auf Wiedersehen.

Wie wird man empfangen? Stört man gerade beim Kaffee oder kommt man ungezwungen in eine angenehme Unterhaltung? Werden Fragen an sie gestellt, wieso sie trainieren wollen oder nur ein Programm herunter geleiert?

Erst dann spielt die Qualifikation des oder der Trainer/in eine Rolle. Hat er oder sie überhaupt eine? Denken sie daran, es gibt keine gesetzliche Regelung dafür. Im Zweifel lassen sie sich das Diplom oder die Urkunde zeigen. In vielen Studios oder Vereinen hängen diese sowieso an der Wand.
Speziell für Fitness Clubs, wird ein medizinischer Eingangs- Check gemacht und Re - Checks angeboten? Bei Vereinen eher unüblich.
Zum Schluss kommt das Qualitätssiegel, wenn das Studio überhaupt eins hat, schön für das Studio. Eins sei ihnen noch mit auf den Weg gegeben, viele kleine und mittlere Inhaber-geführte Studios können sich die Siegel gar nicht leisten, die kosten richtig Geld.
Apropos Geld - der Preis sollte auf keinen Fall das Auswahlkriterium sein! Sicher muss man in der heutigen Zeit aufpassen, wofür man das Geld ausgibt. Aber bei der eigenen Gesundheit sparen? Auf Dauer zahlt sich das nicht aus!

Die allseits beliebten Anrufe in einem Club, bevor man überhaupt einen Fuß über die Schwelle setzt, sind ebenso überflüssig wie eine telefonische Preisauskunft.
Der Anruf sagt nichts über das „Feeling“ im Studio aus sondern nur, ob die Person am Telefon eine Marketing und Telefonschulung gemacht hat oder auch nicht.
Den ersten Eindruck gewinnen sie eben nur, beim Betreten des Clubs und bei einem persönlichen Gespräch mit dem Personal oder dem/der InhaberIn.

Haben sie dann endlich das richtige Studio gefunden, geht’s auch los, 2-3 mal die Woche genügt, sofern man keine Wettkämpfe betreiben möchte. Denn, wo man sich wohl fühlt, geht man gerne hin. Wichtig ist ein medizinischer Eingangs Check, bei dem verschiedene wichtige Parameter überprüft werden, die dann auch im Re-Check vergleichbar sind. Diese Checks dienen der Erfolgskontrolle, um den Trainingsplan gegebenenfalls zu überarbeiten, falls die sportliche Entwicklung nicht in die Richtung geht, in die sie sollte. Sie sollten auf keinen Fall Bedenken haben, dass der Trainer, falls die Werte nicht so wie erwartet ausgefallen sind, ihnen eine Moralpredigt hält. Gute Trainer versuchen zu erfahren, woran es gelegen hat und sind ihnen behilflich, diese Fehler nicht noch einmal zu machen. Sind die Werte wie erwartet oder besser, sollte der Trainer mit dem Lob nicht sparen.

Der Trainingsplan sollte für einen Zeitraum von 8 – 12 Wochen gültig sein. Das hat den Hintergrund, dass sich der Körper an die Belastung gewöhnt und nach diesem Zeitraum kaum noch ein Trainingseffekt zu erzielen ist. Außerdem wird der Plan sonst mit der Zeit langweilig, man trainiert weniger, weil man keine Lust mehr hat und irgendwann schmeißt man das Handtuch. Durch regelmäßige Änderungen des Trainingsplanes und der Re- Checks kann man die chronische Unlust verhindern und seine persönliche Leistungsentwicklung genau verfolgen und dokumentieren.
Normalerweise ist jeder ausgebildete Trainer in der Lage, mit dem richtigen Equipment, diese medizinischen Tests, Re- Checks und die Trainingsplanungen durchzuführen.
Danach noch einen schönen Saunagang, um zu entspannen, einen Latte Macchiato an der Theke oder im Bistrobereich mit einem angenehmen Gesprächspartner und die Erholung vom Alltagsstress ist perfekt. Das ganze dauert vielleicht 2 Stunden auf die Woche hoch gerechnet, ist das kein großer Zeitaufwand, um etwas für seine Gesundheit zu tun. Nehmen sie sich bitte auch Zeit bei der Übungsausführung. Ich beobachte manchmal Menschen, die Übungen ausführen, als wären sie auf der Flucht. Lieber etwas langsamer als zu schnell. Man fühlt sich gut und beugt 80% der sogenannten Zivilisationskrankheiten vor.
Das man auch bei dieser Sportart normalerweise viele neue Menschen kennen lernt, ist ebenfalls eine angenehme Nebenerscheinung!

Dies sind meine persönlichen Auswahlkriterien, nach denen ich als Laie, wenn ich denn einer wäre, das Studio aussuchen würde. Sicherlich gibt es auch Empfehlungen von den Verbänden oder vom TÜV. Wie sie sicher wissen - Papier ist geduldig. Sollten sie sich an meine Auswahlkriterien halten, ist es hoffentlich kein Problem, das passende Studio oder Verein zu finden.

Die richtige Vorgehensweise

(oder Wunschdenken eines Heilpraktikers und lizenzierten Fitness- Trainers)

Nehmen wir doch als Beispiel wieder unsere Ulla, Mitte 30, Single, leicht übergewichtig, sitzende Tätigkeit, Nordic- Walking als Ausgleich, ausschließlich in den warmen Monaten.
Nachdem sich also bei Ulla der untere Rücken, genauer gesagt, der Ischias extrem gemeldet hatte und sie kaum noch einer Bewegung fähig war, schleppte sie sich ins Bad, macht die Morgentoilette und gab in der Firma Bescheid, das sie die „Hex" getroffen hat und sie heute zur Arbeit nicht erscheinen kann. Sie schälte sich mühevoll in ihre Kleidung, schleppte sich ins Auto und fuhr zu ihrem Hausarzt. Dieser wiederum diagnostizierte idiopathische Beschwerden im Kreuzbeinbereich, was nicht anders bedeutet wie „Beschwerden ohne erkennbare Ursache, bzw. Ursache nicht nachgewiesen".

Der Hausarzt verpasst ihr nicht gleich eine Spritze, sondern macht sie zunächst einmal darauf aufmerksam, dass es Behandlungsmöglichkeiten gibt, die er zwar selbst nicht beherrscht, die aber durchaus die Schmerzen beheben können, ohne gleich zum Schmerzmittel greifen zu müssen. Dadurch könne man vielleicht Langzeitschäden, verursacht durch Übergehen der Schmerzen, vermeiden. Vorausgesetzt, sie ist damit einverstanden, und die Schmerzen erlauben dies, würde er von der Schmerzmittelgabe zunächst abraten. Da unser Hausarzt nun keinem Budget unterworfen ist, kann er zum Wohle des Patienten entscheiden und bietet ihr an, in dem „Gesundheitsnetzwerk" einen oder mehrere Behandler für sie auszusuchen, die eine manuelle Technik beherrschen und auch zeitnah einen Termin frei haben, um die Statik einmal zu überprüfen.

Unter „Gesundheitsnetzwerk" stelle ich mir ein Intranet vor, indem nur Heilberufler die Möglichkeit besitzen, einen passenden Behandler oder Therapeut, im regionalen oder bundesweiten Bereich, für solche speziellen Fälle, zu finden. In diesem Intranet sind dann die Behandlungsschwerpunkte oder Therapieformen, Telefonnummer und Adresse hinterlegt, per Telefon kann der Arzt direkt einen Termin für die Patientin vereinbaren und seinen Untersuchungsbefund per Mail vorab zusenden.

Er macht sich also im Intranet auf die Suche, einen Heilpraktiker ganz in der Nähe zu finden, der auch gleich heute Vormittag für Ulla noch einen Termin frei hätte. Er erhält einen Termin bei einem Therapeut, er kennt ihn persönlich und mit ihrem Einverständnis, schildert der Arzt dem Heilpraktiker kurz die Situation und bedankt sich dann noch für den schnellen Termin. Zur Sicherheit, falls die Statik nicht das Problem sein sollte, verschreibt er ihr noch Schmerztabletten. Wenn nichts geholfen hat, soll sie bitte umgehend wieder zu ihm kommen um die weitere Vorgehensweise zu besprechen.
Ulla macht sich auf den Weg zu ihrem Termin bei einem Therapeuten, der die manuelle Therapie nach Dorn beherrscht. Diese Therapie hat ihr der Arzt empfohlen, da er selbst schon am eigenen Leibe gespürt hat, wie hilfreich diese Methode sein kann.
Dort eingetroffen, setzt sie sich ins Wartezimmer und füllt einen Fragebogen aus, da sie das erste mal in dieser Praxis ist. Nach einer kurzen Wartezeit wird sie in den Behandlungsraum gebeten. Nach einem ausführlichen Gespräch, um die Informationen vom Arzt noch einmal zu ergänzen, nimmt sie der Therapeut in Augenschein. Sie macht den Oberkörper frei und stellt sich mit dem Rücken zu ihm. Er notiert sich verschiedene Dinge, macht mit der Digitalkamera eine Aufnahme und bestätigt die Vermutung ihres Arztes, dass es ein Problem der Statik ist. Sie hat einen Beckenschiefstand. Die weitere Behandlung hat noch eine Beinlängendifferenz und verdrehte Wirbelkörper im Brust- und Halswirbelbereich ergeben. Die obere

Rückenmuskulatur ist sehr stark verspannt und die Durchblutung lässt zu wünschen übrig. Diese Fehlstellungen können glücklicherweise in einer Behandlungseinheit behoben werden. Der Heilpraktiker macht nach der Behandlung wieder ein Foto, um die Veränderung festzuhalten. Er zeigt ihr dann gleich die Vorher – Nachher Fotos und sie ist erstaunt, welche Unterschiede man sehen kann. Sie merkt auch sofort eine deutliche Verbesserung der Schmerzen und die Bewegungseinschränkung ist ebenfalls fast schon verschwunden. Lediglich die Verspannungen sind noch, wenn auch in abgemilderter Form, vorhanden.

Der Heilpraktiker gibt ihr noch die sogenannten Selbsthilfeübungen mit, die sie täglich, morgens und abends ausführen soll. Er macht sie darauf aufmerksam, dass eine Art Muskelkater auftreten kann, der aber nach zwei bis drei Tagen verschwunden sein sollte. Es wird noch ein Kontrolltermin in zehn Tagen vereinbart und er gibt ihr noch einen Tipp für ihre verspannte Rückenmuskulatur mit auf den Heimweg. Sie soll sich doch einen Ausgleich zu ihrer sitzenden Tätigkeit suchen, am besten gezieltes Kraft- und Muskeltraining mit Ausdauertraining kombiniert unter fachmännischer Anleitung.

Nachdem die Patientin die Praxis verlassen hat, trägt er im Intranet noch eine Nachricht an ihren Arzt ein, um ihn auf dem Laufenden zu halten.

Ulla kommt mit den Übungen, die sie erhalten hat, gut zurecht und führt sie meistens auch zweimal täglich aus. Der Muskelkater war nach zwei Tagen verschwunden und die Schmerztabletten hat sie bisher nicht benötigt. Das Nordic- Walking geht auch wieder und sie ist ernsthaft am überlegen ob sie vielleicht doch einmal so ein Fitness-Studio von innen besichtigen soll. Sie schaut im Internet nach und findet in ihrer Umgebung vier Studios, die in Frage kommen würden. Sie schaut sich alle an und nach langen Überlegungen entscheidet sie sich für ein Studio, in dem der medizinische Eingangs- Check durchgeführt wird. Sie hat keine Lust, einen Arzt aufzusuchen, der dies Checks extern für Studios durchführt.

Sie vereinbart einen Termin für den Check und für die Trainingsplanung am nächsten Tag.

Sie soll bitte bequeme Trainingskleidung, zwei Handtücher und feste Turnschuhe mitbringen. Falls sie danach noch in die Sauna möchte, ein größeres Badehandtuch und Badeschuhe.

Am nächsten Tag erscheint sie pünktlich zum Termin. Checkt im Studio ein, erhält einen Pulsgurt für den Ausdauertest und einen Schrankschlüssel für ihre Wertsachen. Nachdem sie sich in aller Ruhe umgezogen hat, geht es mit dem Eingangs- Check los. Es werden noch einmal persönliche Daten erhoben und die Krankengeschichte in einem kleinen Anamnesebogen festgehalten. Es wird der Körperfettanteil, die Muskelmasse und das Organfett gemessen. Die Beweglichkeit und die Ausdauer überprüft. Blutdruck und Ruhepuls festgestellt und nach den Zielen bzw. der Motivation gefragt, wieso sie sich für ein Fitness- Training entschieden hat. Sie möchte die Rückenmuskulatur stärken, damit die Verspannungen besser werden und wenn es möglich ist, noch ein paar Pfunde verlieren.

Als letzter Punkt im Eingangs Check wird noch der persönliche Trainingspuls festgelegt. Dieser Test findet auf einem Fahrrad statt und dauert zehn Minuten. Der Test wird heute gleichzeitig als Aufwärmtraining verwendet. Normal soll dieses Aufwärmtraining mindestens zehn Minuten an dem Cardiogerät ihrer Wahl stattfinden, nach Wunsch auch länger. Einige Damen bevorzugen es, eine dreiviertel Stunde Aufwärmtraining zu absolvieren, bevor die Gewichte bewegt werden. Das ist gut für den gesamten Kalorienverbrauch. Denn zum Abnehmen sollte man mehr Kalorien verbrennen, wie durch die tägliche Ernährung zugeführt werden. Dann bleibt auch der allseits gefürchtete JoJo- Effekt aus und man kann das Gewicht viel besser halten. Nun geht es an die Trainingsgeräte, der Trainer erklärt jedes Gerät in seiner Funktionsweise und macht die Übung einmal richtig vor. Zur Gedankenstütze befindet sich an jedem Trainingsgerät eine kurze Übungsbeschreibung mit Abbildung. Der Trainer erwähnt aber ausdrücklich noch einmal, wenn man nicht mehr weiter weiß, was gerade am Anfang nichts ungewöhnliches ist, unbedingt lieber drei mal zu viel fragen als einmal zu wenig. Dann ist Ulla dran, die Gewichte werden so ausgetestet, dass sie in der Lage ist, zwei- bis dreimal Zwanzig Wiederholungen durchzuführen. Die Belastung soll in einem leichten bis mittleren

Bereich liegen und auf keinen Fall zu schwer sein. Es ist bei einem Orientierungsplan, so nennt sich der erste Trainingsplan, normal, dass man leicht anfängt. Der Körper, vor allem die Bänder, Sehnen und Gelenke benötigen eine gewisse Zeit, um sich an die neue Belastung zu gewöhnen. Der Schwerpunkt ist auf die Rückenmuskulatur gelegt, es ist aber trotzdem ein Ganzkörperprogramm. Da die Ausdauer ebenfalls verbessert werden sollte, beinhaltet der Trainingsplan auch zwei Ausdauerteile von insgesamt 45 Minuten. Am Check- In im Studio kann man sich kostenfrei einen Pulsgurt ausleihen, die Cardiogeräte zeigen dann automatisch die Pulsfrequenz an, damit man auch im richtigen Bereich trainieren kann. Ganz zum Schluss der Einweisung werden Ulla noch Dehnungsübungen gezeigt, um die Beweglichkeit zu verbessern. Nach 90 Minuten ist der Termin vorbei und Ulla verlässt etwas geschafft, aber zufrieden das Studio. Sie denkt noch, wer hätte das gedacht, das es in so einer „Mukkibude" so viel Spaß macht, seinen Körper zu trainieren, Beim Verlassen des Clubs ist ihr sogar eine Arbeitskollegin entgegen gekommen. Sie tauschten kurz Neuigkeiten aus der Firma aus, sie erzählt noch den Grund des Besuches und sie verabreden sich für morgen zur Frühstückspause in der Kantine ihrer Firma.

Während der verbleibenden acht Tage bis zu ihrem Kontrolltermin beim Heilpraktiker, schafft Ulla es noch drei mal ins Fitness- Studio zu gehen. Sie hat auch schon einmal den Kurs „Rückenschule" mitgemacht, der ihr sehr gut gefallen hat. Pilates und Yoga nimmt sie das nächste mal in Angriff. Sie hat auf jeden Fall schon festgestellt, dass sie deutlich besser schläft, was auf die neue körperliche Belastung zurückzuführen sein könnte.

Gut gelaunt, nimmt sie dann den Kontrolltermin bei ihrem Therapeuten in Angriff. Sie erzählt ihm, dass die Schmerzen im Kreuzbeinbereich deutlich besser geworden sind, sie keine Schmerzmittel benötigt und es sich bisher nur wie ein leichter Muskelkater anfühlte. Mit den Übungen für zuhause gibt es auch keine Probleme, sie nehmen gut fünf Minuten in Anspruch. Außerdem besucht sie seit einer Woche ein Fitness- Club ganz in der Nähe, sie fühlt sich ausgeglichener, schläft besser, kann sich besser konzentrieren und ein halbes Kilo ist auch schon weg. Der Heilpraktiker ermahnt sie, keine Diät zu beginnen, damit es schneller geht. Die Selbsthilfeübungen mindestens noch zwei Wochen regelmäßig durchzuführen und später bei Bedarf. Sollten diese Selbsthilfeübungen nicht mehr Abhilfe schaffen, so schnell wie möglich wieder bei ihm in der Praxis erscheinen, um die Ursache beheben zu lassen.

So einfach könnte es für eine Patientin ablaufen, wenn wir nicht in den alten Schienen unseres bisherigen Gesundheitssystems fahren würden. Die Kompetenzen von Ärzten und Heilpraktikern sind schon gesetzlich geregelt. Die Gesundheitskarte, der gläserne Patient, ist in Vorbereitung, was Missverständnisse bezüglich Medikamentengabe und Therapie, vermeiden könnte. Das Intranet wäre, meine geringen PC- Kenntnisse berücksichtigt, vermutlich auch nicht so schwer zu verwirklichen. Größere Firmen verwenden schon ein Intranet, um ihre weltweit tätigen Außendienstmitarbeiter zu koordinieren. Die Gesundheitskassen sollten die Kosten von alternativen Heilmethoden, wenn sie zur Besserung des Zustandes des Patienten beitragen, voll erstatten. Eine Prämie für die Anzahl der kranken Mitglieder einer Kasse, durch den Gesundheitsfond bezahlt, gehört abgeschafft. Dafür sollte eine Prämie für Heilerfolge von Patienten an Ärzte oder Heilpraktiker eingeführt werden. Wenn sich Mitglieder einer Krankenkasse bewusst gesundheitsschädigend verhalten, um nur einmal das Rauchen zu nennen, was jährlich Krankheitskosten von 17 Milliarden Euro verursacht, sollten diese eine Risikozuschlag bezahlen müssen. Sicher könnte man jetzt anbringen – das ist doch eine Sucht. Richtig - aber die körperliche Abhängigkeit ist sehr gering. Das meiste spielt sich im Kopf ab. Es wäre auch denkbar, bleiben wir mal bei den Rauchern, wenn eine angebotene Hilfe, damit aufzuhören, abgelehnt wird, erst dann den Risikozuschlag zu fordern. Es gibt sicherlich viele schlaue Köpfe in den oberen Etagen der Krankenkassen, die Lösungen finden könnten, wenn sie nur wollten.
Das bisherige Gesundheitssystem ist auf jeden Fall ein Auslaufmodell, daran wird auch der Gesundheitsfond nichts ändern. Die 10 Euro Praxisgebühr, auch wenn es sie schon nicht mehr gibt, waren ein Anfang, es werden noch mehr Erhöhungen kommen. Es gibt eine Vielzahl von Bausteinen, aus denen sich jeder ganz

individuell, seine gewünschten Tarife aussuchen kann.

Bleibt das Thema Fitness- Club. Auch hier entscheiden letztendlich sie als Verbraucher, welche Einrichtungen auf Dauer am Markt gefragt sind und sich behaupten können.
Qualität vor Quantität? Masse statt Klasse? Billig statt Teuer? Extraklasse statt Durchschnitt? Trainer oder Träne? Betreuung oder freies Training?
Leider haben bis 2019 schon einige Inhaber geführte Clubs die Pforten geschlossen, weil sie dem Preisdruck der Ketten nicht stand halten konnten.

Ich wünsche mir, Ihnen mit diesem Buch einen kurzweiligen Einblick in unsere Gesellschaft, in einen Bereich der Naturheilkunde, der manuellen Therapie mit Ihren Behandlungsmethoden aufgezeigt zu haben. Die Umsetzung liegt ganz in ihrer Hand. Die Ausflüge in gesellschaftspolitischen Bereichen dienten hoffentlich dazu, das Gesamtbild etwas abzurunden.
Setzen Sie ihren gesunden Menschenverstand ein, überprüfen sie die Angebote, hören sie auf das Bauchgefühl und behandeln sie ihren Körper gut, sie haben auch nur einen!
Mobilisieren sie ihre Selbstheilungskräfte, oder lassen sie sich dabei helfen.

Anmerkung: Beim 112. Ärztetag 2009 in Mainz wurde ein Antrag gestellt, den Gesetzgeber aufzufordern, eine deutschlandweit gültige, einheitliche und anerkannte Berufsausbildung mit einer konsequent geregelten Berufsaufsicht für Heilpraktiker einzuführen.
Vor allem die Begründung ist höchst interessant! Zitat:
„Es muss in zunehmenden Maße festgestellt werden, dass Patienten durch Heilpraktiker nicht nur falsch oder unzureichend beraten und aufgeklärt werden, sondern falsch therapiert und in ihrer Gesundheit, ja an Leib und Leben nachhaltig geschädigt werden....“
Hier sieht man wieder die Engstirnigkeit einiger Ärzte. Der Heilpraktiker würde

hierdurch in seiner Behandlungsvielfalt massiv eingeschränkt und zum Behelfsarzt werden. Vielleicht sollten die Herren zunächst einmal vor der eigenen Türe kehren. Die Empfehlung zur Zulassungen als Heilpraktiker werden von Amtsärzten kontrolliert und ausgesprochen.

Wer beansprucht, den einzigen wahren Weg zu kennen, der zur Genesung der Patienten führt, für den führen alle anderen Wege ins Verderben. Dieser Dogmatismus ist der Samen für den absoluten Stillstand. Wo wäre die Medizin, die Wissenschaft und Forschung heute, wenn in der Vergangenheit nur solche Dogmatiker das sagen gehabt hätten? Kaum auszudenken!

Fazit

Was also tun?

Sollten sie sich in der ein oder anderen Schilderung teilweise wieder finden, verändern Sie ihre Lebensumstände, damit Sie nicht später zu den Opfern des Bewegungsmangels gehören. Könnten Sie selbst schon eine Geschichte darüber schreiben, verändern Sie ihre Lebensumstände ebenfalls, es ist nie zu spät!

Zur Sicherheit das Buch noch einmal lesen!

Der Bewegungsmangel wird uns zum größten Teil bereits anerzogen. Der natürliche Bewegungsdrang wird als Erkrankung abgestempelt. Die daraus folgenden Probleme am Bewegungsapparat werden symptombezogen aber selten ursächlich behandelt. Wir werden mit immer neuen Methoden oder Operationstechniken zur Bekämpfung dieser Probleme konfrontiert. Die Krankenkassen betreiben lieber ReHa statt Prävention und erhöhen dann die Zusatzbeiträge. Die Ärzte ersticken in Bürokram und haben kaum Zeit für Ihre Patienten. Außerdem gibt es sowieso von der Pharmaindustrie für jedes Problem ein Mittel, wenn nicht wird für ein Mittel ein Problem gemacht. In der Fitness- und Wellnessindustrie wird Ihnen leider auch schon erzählt, das Rüttelplatten, Gürtel oder Anzüge und wenig Bewegung das gleiche erzielen sollen wie das altbekannte Krafttraining. Die Lebensmittelproduzenten kochen auch ihr Süppchen und die Wissenschaftler versuchen das ganze über die Gene wieder auszubügeln.

Zum Schluss noch einige Tipps für einen starken Rücken, denn nur ein starker Rücken ist ein gesunder Rücken:

Durch eigene Vorsichtsmaßnahmen können Sie selbst viel ausrichten, um einen Bandscheibenvorfall oder ein Wiederauftreten der Rückenschmerzen zu verhindern. Den besten Schutz bietet, wie bereits erwähnt, eine gute Muskulatur des gesamten Körperstammes. Angefangen natürlich mit der Rückenmuskulatur, gefolgt von der Schultermuskulatur, Beckenboden, Brust- und Bauchmuskulatur. Dieses kräftig Muskelkorsett übernimmt den größten Teil der Belastungen auf und schützt die Wirbelsäule so vor unnatürlichen Haltungen, Bewegungen, Verrenkungen oder Blockaden. Eine starke Oberschenkelmuskulatur gewährleistet die wichtige Mobilität, um in Form zu bleiben.

Um den Rücken zu trainieren, kommt man um das Krafttraining nicht herum. Als Ausgleich empfehlen sich Ausdauersportarten wie zum Beispiel Laufen, Nordic Walking, Wandern, Inliner oder auch Fahrrad fahren. Diese Sportarten kräftigen die gesamte Körpermitte, vorausgesetzt man übt diese Sportarten richtig aus. Zusätzlich helfen sie, Übergewicht mit abzubauen, denn jedes Kilo das wir weniger auf den Rippen haben, entlastet die Bandscheiben. Ein Vorteil ist auch, das man sie auch gut in Gruppen mit Freunden ausüben kann.

Ein nicht unerheblichen Anteil an Vorsorge kann man ebenfalls mit seinem Schlafplatz erzielen. Wie sagt die alte Volksweisheit: Wie man sich bettet, so liegt man. Neuste Studien haben ergeben, dass eine mittelharte Matratze auf einem Lattenrost den Rücken am besten unterstützt. Die Wirbelsäule kann dann auch in der Ruhephase ihre natürliche gerade Linie einhalten. Eine kleine Nackenrolle ist ebenfalls sinnvoll um eine Entlastung zu erreichen.

Sollten sie einen sitzenden Beruf ausüben, ist eine ergonomische Sitzposition ebenfalls wichtig. Beim Blick auf den Bildschirm sollten sie den Kopf weder stark drehen, senken oder heben müssen. Passen sie die Sitzhöhe, Neigung des Bürostuhls und die Rückenlehne genau an. Wenn sie bei der Arbeit überwiegend sitzen, ist es ratsam, in den Pausen auch einmal aufzustehen und herumzulaufen. Vielleicht auch einige Dehn- und Stretchingübungen zu machen um die Muskulatur von der eintönigen Haltung zu lockern. Arbeiten sie überwiegend im Stehen ist eine aufrechte Körperhaltung sehr wichtig.

Wenn sie die Ratschläge aus diesem Buch beherzigen, sollten sie zu denjenigen gehören, die weniger als einmal im Jahr zum Hausarzt, Orthopäden oder Heilpraktiker eilen, weil sie Rückenschmerzen plagen.

Ich wünsche mir, dass sie nach diesem Buch, die Verantwortung für Ihre Gesundheit mehr in die eigenen Hände nehmen können und auch offener für die Naturheilkunde und die vielfältigen Behandlungsmöglichkeiten geworden sind, sollte es doch einmal wieder zu massiven Problemen ihres Bewegungsapparates gekommen sein.

Lange Zeit beste Gesundheit wünscht Ihnen Heilpraktiker Stefan Dieser.

Quellenangabe:

Elvira Bierbach
„Naturheilpraxis heute“

Klinisches Wörterbuch - „Pschyrembel“

Dieter Dorn und Gerda Flemming
„Heilen mit der Methode Dorn“

„Lehrtafeln Wirbelsäule“
des Rüdiger Anatomie Verlages Berlin

Normalerweise ist es oft so, um einmal meinen Ausbilder der Dorn Methode zu zitieren: „Wenn du nach der Behandlung von deinen Patienten nichts mehr hörst, war die Behandlung erfolgreich“, erst wenn wieder Probleme auftauchen, sitzen sie erneut in deiner Praxis.

Mein Dank gilt allen Patienten, die mir in dieser Zeit in meiner Praxis doch immer ein sehr gutes Feedback haben zukommen lassen. Ohne diese Informationen wäre das Buch nicht möglich gewesen. Dies verdanke ich auch dem Umstand, dass viele meiner Patienten Mitglieder in unserem Fitness- Club waren und ich diese oft 2-3 mal in der Woche zusätzlich gesehen habe und befragen durfte. Die andere Seite habe ich in meiner Tätigkeit als Rettungssanitäter täglich vor mir. Diese ganzen Umstände haben dazu beigetragen, dieses Buch zu schreiben.

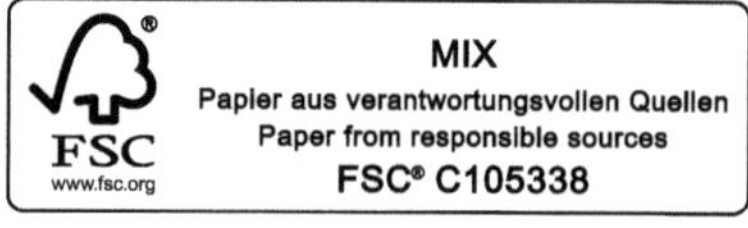

Printed by Books on Demand GmbH, Norderstedt / Germany